einfach dazugehören

einfach dazugehören

Reise aus der Stille –
Wege zum besseren Hören und Verstehen

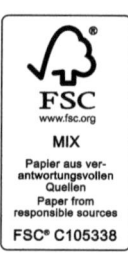

Bibliografische Information der Deutschen Nationalbibliothek:
Die Deutsche Nationalbibliothek verzeichnet diese Publikation in der Deutschen
Nationalbibliografie; detaillierte bibliografische Daten sind im Internet über
http://dnb.dnb.de abrufbar.

Andreas Frank
einfach dazugehören
Reise aus der Stille – Wege zum besseren Hören und Verstehen

ISBN: 978-3-7504-4228-3
Lektorat: K. B.
Titelbild: Volker Hehner
Satz & Layout: Andreas Frank
Herausgeber: Dr. Verena von Puttkamer
Herstellung und Verlag: BoD – Books on Demand, Norderstedt

„Die Tanzenden wurden für verrückt gehalten von denjenigen, die die Musik nicht hören konnten."

Friedrich Nietzsche

Inhaltsverzeichnis

Abkürzungen

ABR	Auditory Brainstem Response: Hirnstammaudiometrie
AVWS	Auditive Verarbeitungs- und Wahrnehmungsstörung (auch AVS)
BAHA	Bone Anchored Hearing Aid (Knochenleitungshörgerät)
BERA	Brainstem evoked response audiometry (Hirnstammaudiometrie)
BICROS	Bi-Contralateral Routing of Signals
CI	Cochlea-Implantat
CIC	Complete in channel (komplett im Ohrkanal)
CROS	Contralateral Routing of Signals
dB	Dezibel
DVT	Digitale Volumentomographie
EAS	Elektrisch-akustische Stimulation (Hybridfunktion)
HdO	Hinter-dem-Ohr
IdO	In-dem-Ohr
IIC	Invisible-In-Channel (unsichtbar im Ohrkanal)
ITC	In-The-Canal (im Ohrkanal)
ITE	In-The-Ear (im Ohr)
MAP	Englisch: Landkarte
MRT	Magnetresonanztomographie
OTC	Over-the-counter (rezeptfrei kaufbar)
RIC	Receiver-in-the-canal (Empfänger im Ohrkanal)
RTA	Reintonaudiometrie
SSD	Single side deafness (einseitige Taubheit)
WHO	World Health Organization
ZAWS	Zentral-auditive Verarbeitungsstörung

Danksagung

Ich danke der Internationen Hörstiftung und vor allem Frau Dr. Verena von Puttkamer, die dieses Projekt und viele andere vorantreibt, um das Thema Hören und seinen Stellenwert noch bekannter zu machen.

Ich bedanke mich zudem ganz herzlich bei allen Personen, die uns unterstützen. Das finden wir großartig. Unsere Aufklärungsarbeit ist ein Zusammenspiel vieler Menschen, die sich mit Herz und Verstand einbringen und Gutes tun. Das schätzen wir.

Jedes Ende beginnt mit einem Anfang. Glauben Sie, dass wir bereits alle über das Thema Hören aufgeklärt sind? Werden wir nur dasitzen und den Status akzeptieren, ohne etwas zu unternehmen?

Wenn Sie heute etwas tun wollen, um sicherzustellen, dass das nicht passiert, können Sie eine Spende an uns richten. Am Ende des Buches erhalten Sie die notwendigen Informationen. Wir arbeiten weiter hart daran, die Aufklärungsarbeit voranzubringen. Wir haben noch viel vor. Schritt für Schritt gehen wir weiter voran.

Ihr
Andreas Frank

einfach dazugehören gefördert durch

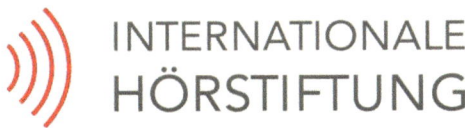

INTERNATIONALE HÖRSTIFTUNG

Vorwort

Unser Ohr zählt zu den wichtigsten Sinnesorganen des menschlichen Körpers. Mit unseren Ohren nehmen wir nicht nur Töne und Geräusche war, sondern sie steuern auch unseren Gleichgewichtssinn und sind für unsere räumliche Orientierung zuständig. Richtig hören und verstehen lässt uns am Leben teilhaben.

19% der Bevölkerung leiden jedoch unter einer behandlungsbedürftigen Schwerhörigkeit. Jedes 1000ste Kind kommt mit einer angeborenen Hörstörung zur Welt. Nicht hören zu können, trennt uns von unseren Mitmenschen und kann zur Isolation führen. Nicht hören zu können, kann laut Wissenschaft und Forschung im Alter eine Demenz begünstigen. Wer schwer hört, wird im Alltag vor erhebliche Herausforderungen gestellt.

Dieses Buch soll Ihnen helfen, die Herausforderungen einer Schwerhörigkeit für sich selbst und für andere zu erkennen und trägt dazu bei, damit besser umzugehen.

- Warum habe ich eine Hörbeeinträchtigung?
- Welchen Anspruch stelle ich an mein Hören und Verstehen?
- Welche Hörlösung kann für mich passend sein?
- Wer kann mich unterstützen?
- Wie kann ich andere unterstützen?

Die Internationale Hörstiftung, die dieses Buch unterstützt, ist eine gemeinnützige Stiftung des öffentlichen Rechts mit dem Schwerpunkt Wissenschaft und Forschung. Sie leistet damit einen Beitrag zur Verbesserung der Früherkennung, Diagnostik, Behandlung und Prävention von Schwerhörigkeit.

Wir wünschen Ihnen viele neue Erkenntnisse.

Ihre Dr. Verena von Puttkamer
Vorstandsvorsitzende der Internationalen Hörstiftung

Herzlich willkommen

Herzlich willkommen in unserem Buch, das für alle Betroffenen von Schwerhörigkeit und Interessierten gleichermaßen bedeutsam ist. Wir möchten Sie unterstützen, Ihren eigenen Weg zu finden.

Hören spielt eine fundamentale Rolle in unserem Leben. Wir verbinden uns über unseren Hörsinn mit der Welt. Dabei nehmen wir Informationen auf und kommunizieren mit der Welt. Unser Hörsinn lässt uns auch Gefahren erkennen. Er ermöglicht es uns, mit anderen Menschen in Verbindung zu treten. Je besser wir hören, desto leichter nehmen wir am Leben teil. Deshalb ist es extrem wichtig, für ein bestmögliches Gehör zu sorgen. Dazu bedarf es zweier Schritte:

1. Der erste Schritt ist die Aufklärung rund um das Thema Hören. **Wissen, warum man handeln sollte (oder auch nicht).**
2. Der zweite Schritt ist, aktiv für ein bestmögliches Gehör zu sorgen. **Wissen, wie man handelt.**

In diesem Buch finden Sie Hörwissen, Hörlösungen und Entscheidungsgrundlagen, um die für Sie richtige Entscheidung zu treffen. Zudem finden Sie Anregungen für ein Leben in größtmöglicher Hörqualität. Natürlich gibt es auch Alternativen zu Hörlösungen. Beispielsweise gibt es neben der Lautsprache die Gebärdensprache und andere Sprachformen, die wir Ihnen vorstellen werden.

Das Internet sowie unser Buch ersetzen niemals das persönliche Gespräch, beide Medien sind aber ein sehr machtvoller Wegweiser dorthin. Nutzen Sie diese Wege und nehmen Sie dann Kontakt zu den Experten auf.

Sie haben mehrere Möglichkeiten, dieses Buch zu lesen. Sie können direkt zu einem Kapitel springen oder Sie können dem roten Faden von Anfang bis Ende folgen. Wir wünschen Ihnen nun viel Freude beim Durchstöbern dieser Buchseiten, bei Ihrer persönlichen Aufklärung und vielleicht anstehenden Hörreise.

Wie gut hören Sie? – Der Schnelltest

Fangen wir direkt mit einem einminütigen Schnelltest an. Bitte beantworten Sie folgende Fragen mit Ja oder Nein.

- Sprechen die Menschen um Sie herum undeutlich oder nuscheln sie?
- Strengt es Sie an, wenn jemand zu Ihnen spricht oder flüstert?
- Haben Sie Schwierigkeiten, jemanden zu hören und zu verstehen, der aus einem anderen Zimmer ruft?
- Erhöhen Sie die Lautstärke Ihres Fernsehers?
- Strengt es Sie an, Personen in Situationen mit lauten Hintergrundgeräuschen zu verstehen?
- Müssen Sie öfters nachfragen?
- Bemerken Ihre Freunde oder Ihre Familie, dass sie manche Sätze zweimal sagen müssen?
- Fühlen Sie sich am Ende des Tages erschöpft?
- Erkennen Sie sofort, aus welcher Richtung Geräusche kommen (z.B. im Straßenverkehr oder wenn man Sie ruft).
- Verstehen Sie öfter etwas falsch?
- Können Sie keine Klänge der Natur (z.B. Vogelgezwitscher) hören?
- Ziehen Sie sich aus Gesprächen zurück oder meiden Sie generell gesellschaftliche Anlässe, weil Ihnen Hören schwerfällt?

Wenn Sie eine oder mehrere Fragen mit Ja beantwortet haben, empfehlen wir Ihnen den Gang zum Hörakustiker. Es könnte sein, dass Sie einen Hörverlust haben.

Gewinnen Sie Ihre Sicherheit durch einen Besuch bei einem Hörakustiker oder HNO (Hals-Nasen-Ohren)-Arzt. Sie sind selbstverantwortlich für Ihr Leben in größtmöglicher Hörqualität.

Hörwissen

Das Ohr ist eines der wichtigsten Sinnesorgane des Menschen. Es sorgt dafür, dass wir hören können, dass wir im Gleichgewicht bleiben und somit die Orientierung behalten.

Unsere Ohren nehmen dabei Töne (Klänge, Geräusche) auf, setzen diese in Nervenimpulse um, die dann an das Gehirn weitergeleitet werden. Das Gehirn gibt dann den Tönen einen Sinn. Dadurch verstehen wir Sprache und Geräusche unserer Umwelt.

Da unser Gehirn den Schall vom linken und vom rechten Ohr gemeinsam auswertet, können wir die Richtung der Geräusche bestimmen. Beispielsweise erkennen wir, aus welcher Richtung wir angesprochen werden, oder wir können sicher eine Straße überqueren, weil wir hören, aus welcher Richtung ein Auto auf uns zufährt.
Mit unseren beiden Ohren hören wir also räumlich und orientieren uns. Dadurch fällt es uns leicht, bei einer Unterhaltung zuzuhören und dabei Hintergrundgeräusche auszublenden.

Ein kleiner Defekt im Ohr kann unser Leben deshalb stark beeinträchtigen, beispielsweise wenn wir uns nicht mehr unterhalten können und die Teilnahme am Straßenverkehr zur Gefahr wird.

In Deutschland leiden etwa 16 Millionen Menschen unter einer behandlungsbedürftigen Schwerhörigkeit unterschiedlichen Ausmaßes. Das ist ca. jeder fünfte Bundesbürger. Sowohl Kinder als auch Erwachsene sind betroffen. Nur jeder Dritte von ihnen trägt ein Hörgerät oder Hörimplantat, um den Hörverlust auszugleichen.

Der Rückzug aus der Welt der Hörenden ist häufig ein schleichender Prozess. Oftmals vergehen viele Jahre, bis die Betroffenen aktiv werden und Hilfe in Anspruch nehmen. Oft geschieht das auch auf leichten Druck ihrer Angehörigen, die indirekt betroffen sind. Es ist auch nicht einfach, vieles doppelt zu sagen, lauter zu sprechen oder ebenso vor einem sehr lauten Fernseher zu sitzen.

Hörfunktion des Ohres

Das Ohr ist ein hochentwickeltes und sehr sensibles Organ des menschlichen Körpers. Es ermöglicht uns das Hören.

Die Hauptaufgabe des Ohres besteht im Erfassen und Analysieren von Schallwellen, wie Tönen, Sprache, Geräuschen, Musik. Diese werden durch das Außenohr und Mittelohr dem Innenohr zugeleitet, das daraus Nervenimpulse macht und an das Gehirn weiterleitet.

Das Ohr beherbergt zudem unser Gleichgewichtsorgan. Somit können wir beispielsweise mit geschlossenen Augen die Richtung bestimmen, in die wir uns bewegen, oder wissen, in welcher Lage sich unser Körper befindet.

Das Ohr besteht aus den Teilen:
- Außenohr
- Mittelohr
- Innenohr
- Hörnerv und Hörbahnen zum Gehirn

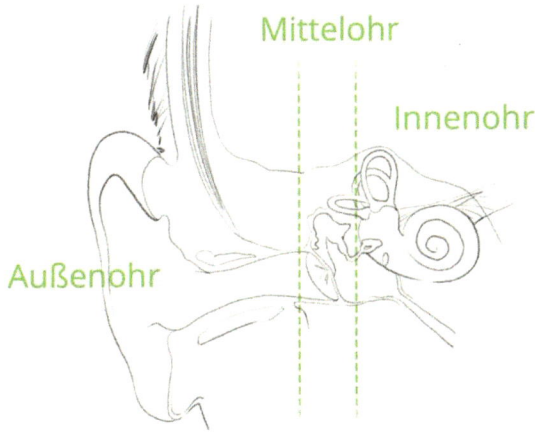

Aufbau des Ohres

Die Funktionsweise des Ohres kann man sehr gut beschreiben, indem wir den Schallwellen folgen, die in unser Ohr eindringen. Diese werden in elektrische Signale umgewandelt und anschließend im Gehirn verarbeitet und zum Beispiel als Sprache wahrgenommen.

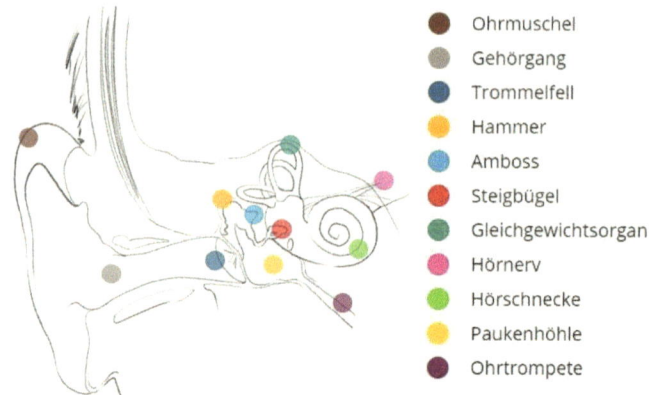

- Ohrmuschel
- Gehörgang
- Trommelfell
- Hammer
- Amboss
- Steigbügel
- Gleichgewichtsorgan
- Hörnerv
- Hörschnecke
- Paukenhöhle
- Ohrtrompete

Aufbau des Ohres im Detail

Das Außenohr

Schallwellen treten in das Ohr ein und werden von der Hörmuschel aufgenommen. Die Schallwellen gelangen durch den Gehörgang zum Trommelfell und bringen dieses zum Schwingen.

Das Mittelohr

Die Bewegungen des Trommelfells regen die drei kleinen Gehörknöchelchen (Hammer, Amboss, Steigbügel) an. Diese sind die drei kleinsten Knochen im menschlichen Körper. Sie verstärken den Schall und übertragen diesen auf das Innenohr.

Das Innenohr

Im Innenohr befindet sich die mit Flüssigkeit gefüllte Hörschnecke (medizinisch: Cochlea). Der Schall setzt die Flüssigkeit innerhalb der Schnecke in Bewegung. Die auf der Innenseite anliegenden ca. 12.000 Haarzellen werden angeregt.

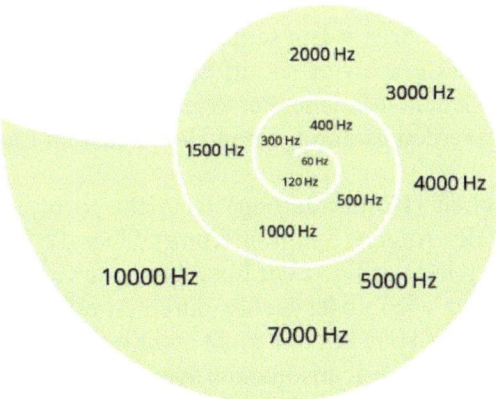

Die Hörschnecke (Cochlea)

Jede einzelne Haarzelle ist auf eine bestimmte Frequenz eingestellt. Die winzigen Härchen entlang der Hörschnecke bewegen sich mit den Schwingungen innerhalb der Flüssigkeit. Das führt zu einer Umwandlung der Schwingungen in elektrische Impulse, die dann über den Hörnerv direkt an das Gehirn gesandt werden. Dort werden sie verarbeitet und als Sprache, Musik und Geräusche hörbar gemacht.

Schwerhörigkeit

Ein Mensch ist schwerhörig, wenn seine Fähigkeit zu hören herabgesetzt ist. Eine Schwerhörigkeit erschwert somit, Sprache, Musik und Geräusche zu hören und zu verstehen. Manche Personen sind von Geburt an gehörlos, schwerhörig oder werden es durch einen Hörverlust im Laufe ihres Lebens.

Eine Schwerhörigkeit (Hörminderung) ist nicht so offensichtlich wie die Verschlechterung der Augen (Sehminderung). Über die Jahre büßen wir unser Gehör ein. Als Kind verfügen wir über das beste Gehör. Je älter wir werden, desto schlechter wird unser Gehör durch Abnutzung oder Verlust der Hörsinneszellen. Hohe Töne können nicht mehr richtig wahrgenommen werden und Betroffene können Konsonanten wie K, P, S, T und F nur schlecht voneinander unterscheiden oder gar nicht mehr verstehen. Diese Konsonanten sind aber sehr wichtig für das Sprachverständnis. Deshalb kann es vorkommen, dass Betroffene zwar hören, was gesagt wird, sie können es aber nicht verstehen.

Oft bemerken die Freunde oder Familie die Verschlechterung des Hörens als Erste. Sie müssen oft nachfragen oder wundern sich, dass der Fernseher lauter gestellt wird. Warum realisiert man nun den Hörverlust beispielsweise erst später als einen Sehverlust?

Sehminderung

Bei einer Sehminderung stellen wir ab einem bestimmten Zeitpunkt fest, dass kleingeschriebene Texte schwer lesbar sind und z.B. die Karte im Restaurant schwer lesbar ist. Details werden nicht mehr erkannt. Diese Situation wird von vielen Betroffenen als störend registriert. Der Gang zum Augenarzt oder Optiker ist die Folge und in den meisten Fällen eine Brille zur Verbesserung die logische Konsequenz.

Hörminderung

Das Hörvermögen nimmt ebenso wie das Sehvermögen mit den Jahren ab oder akut, z.B. bei einem Hörsturz. In ruhiger Umgebung wird vieles noch gut verstanden, obwohl bereits bestimmte Laute, wie z.B. die Konsonanten K, P, S, T, F, nicht mehr wahrgenommen werden. Das Gehirn versucht, diese Lücken zu füllen. Unterhaltungen mit und auch ohne Hintergrundgeräusche werden anstrengender.

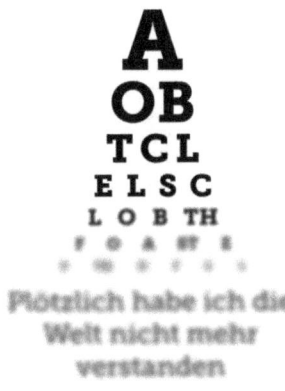 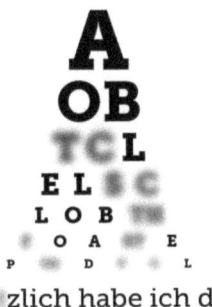

Richtig gut sehen und hören

Da bei einer Hörminderung vieles in ruhiger Umgebung noch verstanden wird, meiden Betroffene mit zunehmender Hörminderung unbewusst Gespräche und laute Umgebungen. Sie ziehen sich immer mehr zurück, anstatt eine Behandlung zu suchen und beispielsweise den Hörverlust mit einem Hörgerät auszugleichen. Das kann fatale Folgen haben.

Eine wiederhergestellte klare Kommunikation durch besseres Hören und Verstehen bedeutet einen entscheidenden Gewinn an Lebensqualität.

Arten von Schwerhörigkeit

Schallwellen werden auf komplexe Weise durch das Außenohr und Mittelohr übertragen und im Innenohr verarbeitet. Eine Schädigung eines Gliedes dieser Kette kann direkt einen Hörverlust bewirken. Ein Hörverlust wirkt sich auf die Lautstärke des Hörvermögens und auf die Tonqualität aus. Durch einen Hörverlust wird es schwieriger, Töne zu interpretieren und Gespräche zu verstehen, auch wenn beispielsweise die Lautstärke ausreichend ist.

Generell unterscheidet man zwischen einer **Schallleitungsschwerhörigkeit** (Störung der Schallübertragung) und einer **Schallempfindungsschwerhörigkeit** (Störung der Schallwahrnehmung).

Die **Schallleitungsschwerhörigkeit** wird durch ein Problem im Außen- oder im Mittelohr verursacht. Das kann zum zeitweiligen oder dauerhaften Hörverlust führen. Bei einer Schallleitungsschwerhörigkeit sind leise und laute Töne schwieriger wahrzunehmen.

Die **Schallempfindungsschwerhörigkeit** wird durch eine Schädigung des Innenohres (z.B. Schädigungen an den winzigen Haarsinneszellen) oder des Hörnervs verursacht. Das führt meistens zu einer verringerten Hörfähigkeit. Bei einer Schallempfindungsschwerhörigkeit sind leise Töne oft schwieriger zu hören als laute, die aber häufig verzerrt und undeutlich klingen.

Eine **kombinierte Schwerhörigkeit** liegt vor, wenn eine Schallleitungs- und Schallempfindungsschwerhörigkeit gemeinsam vorliegen.

Ursachen von Schwerhörigkeit

Der Hörverlust kann vor, während oder nach der Geburt erfolgen und durch viele Faktoren verursacht werden. Alter und Lärm sind die beiden häufigsten Ursachen, durch die das Innenohr betroffen ist.

Das Gehör nimmt als natürliche Folge des Alters ab. Dies geschieht in der Regel schleichend ab dem 30. Lebensjahr. Im Alter von 65 Jahren leidet mehr als die Hälfte der Bevölkerung an erheblicher Schwerhörigkeit oder Hörverlust. Lärm ist ein weiterer häufiger Grund für einen Hörverlust. Die daraus resultierende Schwerhörigkeit gehört zu den Konsequenzen einer lauten Umwelt, sei es arbeitsbedingt oder Freizeitaktivitäten (z.B. Rockkonzerte) geschuldet. Beispielsweise führt der zunehmende Musikgenuss bei Jugendlichen und Erwachsenen durch Smartphones mit Kopfhörern und zu hoher Lautstärke zu einem sehr hohen Hörverlustrisiko.

In den meisten Fällen kann eine Schwerhörigkeit, die im Innenohr entstanden ist, nicht durch eine medizinische Behandlung geheilt werden. Hier gibt es eine Vielzahl von Hörlösungen, beispielsweise Hörgeräte oder Implantate, die Abhilfe schaffen können.

Eine **Hörminderung** kann auch durch das Außenohr und Mittelohr auftreten. Zu den häufigsten Problemen zählen Ohrenschmalzpfropfen, Entzündungen oder Verletzungen. Viele dieser Ursachen können medikamentös oder operativ behoben werden.

Eine **Schwerhörigkeit** kann beispielsweise als Gefäßerkrankung, z.B. als Folge von Arteriosklerose, Diabetes, erhöhten Blutfetten oder akuten Durchblutungsstörungen (Hörsturz) auftreten. Weitere Einflüsse sind:

- Krankheiten und Infektionen
- Medikamente
- Verletzungen am Ohr
- genetische Faktoren
- Alkohol und Tabak

Schweregrade der Schwerhörigkeit

Der Grad der Schwerhörigkeit lässt sich nach der World Health Organization (WHO, Weltgesundheitsorganisation) folgendermaßen einteilen:

Grade des Hörverlusts	Leisester hörbarer Ton (in Dezibel)	Beispiel nicht hörbare Geräusche
Normales Hören	0-20 dB	-
Geringgradig	21-39 dB	Ticken einer Uhr
Mittelgradig	40-69 dB	Unterhaltung
Hochgradig	70-94 dB	Staubsauger
An Taubheit grenzend	ab 95 dB	Kreissäge

Schweregrade der Schwerhörigkeit

Leichtgradig

Eine leichtgradige (geringgradige) Schwerhörigkeit erschwert das Hören leiser Töne und das Verstehen von Gesprächen in lauten Umgebungen. Beispielsweise fällt es Personen mit einem geringgradigen Hörverlust schwer, kleine Kinder und sehr leise sprechende Personen zu verstehen. Sie fragen des Öfteren nach und bitten ihren Gesprächspartner, lauter zu sprechen.

Mittelgradig

Von 40-69 dB spricht man von einer mittelgradigen (mittelschweren) Hörminderung. Diese erschwert es Personen, alle Vokale und Konsonanten und damit Sprache klar zu verstehen. Das erschwert Gespräche auch mit dem Einsatz von Hörgeräten. Oft werden auch Klingeltöne (Telefon, Tür) nicht mehr gehört.

Hochgradig

Bei einer hochgradigen Schwerhörigkeit liegen die leisesten Töne, die das Ohr wahrnehmen kann, bei 70-94 dB. Damit sind Gespräche ohne Hörgeräte nicht durchführbar. Für manche Personen reicht auch ein Hörgerät schließlich nicht mehr aus.

An Taubheit grenzender Hörverlust

Hörgeräte sind meistens für Personen mit einem an Taubheit grenzenden Hörverlust nicht mehr ausreichend. Nur noch sehr laute Geräusche, wie z.B. ein Flugzeug, sind hörbar. Das Lippenlesen oder die Gebärdensprache (Zeichensprache) wird von einigen Personen als Unterstützung genutzt. Ein Implantat, beispielsweise ein Cochlea-Implantat, kann hier weiterhelfen.

Folgen von Schwerhörigkeit

Viele Betroffene bemerken die Anzeichen eines Hörverlusts sehr spät, da dieser sich oft schleichend einstellt. Beispielsweise wird der Fernseher Jahr für Jahr lauter gestellt. Oft sind es auch Freunde oder die Familie selbst, die auf das Thema aufmerksam machen, wenn Betroffene öfters in einer Unterhaltung nachfragen oder dauerhaft sehr laut sprechen.

Wenn der Hörverlust nicht rechtzeitig erkannt wird, kann ein Teufelskreis der sozialen Isolation entstehen. Hören kann verlernt werden. Wenn der Hörverlust nicht ausgeglichen wird, verlernt das Gehirn das Hören. Hier hilft dann auch später kein Hörgerät mehr.
Soziale, körperliche und psychische Folgen können sich durch einen Hörverlust ergeben. Oft treten diese gemeinsam auf.

Psychische Folgen

Die psychischen Probleme können sich von Schamgefühl bis hin zu Depressionen erstrecken:

- Schamgefühl
- Traurigkeit
- Angst
- Misstrauen
- Aggressivität
- Konzentrationsschwierigkeiten
- Frustration
- Antriebslosigkeit
- Depressionen

Soziale Folgen
Die sozialen Folgen können sich vom Verlust sozialer Kontakte bis hin zum Rückzug aus dem gesellschaftlichen Leben erstrecken:
- Kommunikationseinschränkung
- Rückzug aus dem gesellschaftlichen Leben
- Verlust sozialer Kontakte
- Probleme in der Partnerschaft
- Aufgabe von Freizeitaktivitäten

Körperliche Folgen
Die körperlichen Folgen können sich von Kopfschmerzen bis hin zur Demenz erstrecken:
- Müdigkeit
- Erschöpfung
- Kopf- und Muskelschmerzen
- Stress
- Bluthochdruck
- Ess- und Schlafstörungen
- Magenbeschwerden
- Demenzerkrankung

Lassen Sie uns drei Folgen etwas genauer unter die Lupe nehmen:

1. Eingeschränkte räumliche Orientierung
Die räumliche Orientierung kann z.B. im Straßenverkehr stark abnehmen. Richtungen und Entfernungen werden schlecht eingeschätzt und Warnsignale können nicht gehört werden. Es besteht eine akustische Unsicherheit, die zu Unfällen führen kann.

2. Reduzierte geistige Leistungen
Hören verbraucht geistige Ressourcen. Hören wir schlecht, verbrauchen wir mehr Energie, weil wir uns stark konzentrieren müssen. Dass strengt an. Diese Energie fehlt dann an anderer Stelle, z.B. dem Gedächtnis. So können Gesprächsinhalte oft nicht vollständig abgespeichert werden. Zudem reduziert ein eingeschränktes Sprachverstehen den aktiven Wortschatz. In der Folge werden bestimmte Gehirnregionen weniger stimuliert. Dies kann zu

einem beschleunigten geistigen Abbau führen. Ebenso erhöht sich das Risiko einer Demenz.

3. Ermüdung und Hörstress

Lässt das Hörvermögen nach, werden nicht mehr alle Hörinformationen aus der Umwelt an das Gehirn weitergeleitet. Somit muss das Gehör diese kleinen Lücken füllen. Betroffene müssen sich mehr und mehr auf das konzentrieren, was gesagt wurde. Notfalls müssen sie nachfragen.

Die Folge ist, dass Betroffene im Laufe des Tages viel schneller erschöpfen, weil sie sich mehr anstrengen müssen und deshalb mehr Energie verbrauchen. Müdigkeit und Erschöpfung sind dann eine unmittelbare Folge.

Das kann frustrierend und sehr anstrengend sein. Aber auch Gereiztheit und Schlaflosigkeit können sich einstellen. Das kann wiederum zu erhöhtem Stress und zu Krankheiten führen.

Je mehr akustische Details das Gehirn erhält, desto leichter können Sprache und Lärm voneinander getrennt und wahrgenommen und Gesagtes verstanden werden. So kann sich das Gehirn leichter auf die Sprache fokussieren und einer Unterhaltung angenehm folgen.

Hier unterstützen Hörhilfsmittel, denn viele negative (Hör-)Erlebnisse können vermieden werden. Meistens verbessert sich das Hörvermögen durch die Nutzung eines Hörhilfsmittels sehr schnell.

Hörverlust erkennen

Die ersten Anzeichen für einen Hörverlust sind nicht immer klar ersichtlich. Sie haben vielleicht bereits am Anfang des Buches den wirkungsvollen Schnelltest absolviert, der Ihnen ein erstes Indiz für einen möglichen Hörverlust geben kann. Wenn Sie diesen noch nicht durchgeführt haben, empfehlen wir Ihnen, dies jetzt zu tun und dann wieder hierher zurückzukommen.

Es ist sehr leicht, Hörprobleme zu verdrängen oder sich daran zu gewöhnen. Besser ist es, dass Sie einer Verschlechterung Ihres Gehörs vorbeugen, wenn Sie betroffen sind. Der erste Schritt ist die Selbsterkenntnis und der Wunsch nach einer Hörverbesserung.

Hörverlust anhören

Es gibt im Internet mehrere Beispiele (Audio-Sounddateien oder Videos), die Ihnen aufzeigen, wie sich ein Hörverlust anhört. Bitte beachten Sie, dass jede Person anders hört. Die Klangqualität hängt immer auch von der Art und Stärke eines Hörverlustes ab.

Wenn Sie einen Internetzugang haben, geben Sie einfach „Wie hört sich ein Hörverlust an?" in Ihre persönliche Suchmaschine (z.B. Google) oder bei YouTube ein, um Beispiele zu finden. Beachten Sie bitte, dass viele Seiten Reklame aufweisen und Sie natürlich zu einer Handlung auffordern wollen, beispielsweise direkt etwas zu kaufen.

Zudem gibt es eine Reihe kostenloser Online-Hörtests, die einen Eindruck vermitteln sollen, wie es um das eigene Hörvermögen bestellt ist. Bitte beachten Sie, dass eine finale Aussage über Ihr eigenes Hörvermögen mittels Online-Tests sehr schwierig ist.
Wenn Sie interessiert sind, dann geben Sie „Kostenlose Online-Hörtests" in Ihrer Suchmaschine (z.B. Google) ein und probieren Sie es aus.

Suchen Sie bitte zum Testen Ihres Hörvermögens auch einen HNO (Hals-Nasen-Ohren)-Arzt oder einen Akustiker auf.

Hörverlust messen

Welche Alltagsgeräusche nehmen Sie wahr und wie gut verstehen Sie Sprache? Spezielle Tests geben Antworten. So gibt es verschiedene Arten von

Hörtests, die beispielsweise vom HNO-Arzt oder Akustiker durchgeführt werden. So können die Art und der Schwergrad eines möglichen Hörverlusts beurteilt werden und Behandlungsmöglichkeiten aufgezeigt werden.

Eine Vielzahl von Tests gibt Aufschluss über Ihren Hörverlust. Luft- und Knochenleitungstests sind neben dem Spracherkennungstest die am häufigsten angewendeten. Sie werden in der Regel von HNO (Hals-Nasen-Ohren)-Ärzten oder Akustikern in einer schallgedämpften Kabine durchgeführt.

Beim **Luftleitungstest (Tonaudiogramm)** werden der Testperson unterschiedliche Pieptöne in unterschiedlicher Tonhöhe vorgespielt. Die Testperson gibt ein Zeichen, sobald sie einen Ton wahrnimmt. Mit sogenannten Reintönen wird das Hörvermögen über den gesamten Frequenzbereich überprüft. Das Tonaudiogramm wird manchmal auch Reintonaudiometrie (RTA) genannt. Hier wird auch die Unbehaglichkeitsschwelle erkannt. Sie gibt an, wann ein Ton als zu laut wahrgenommen wird. Wer schlechter hört, reagiert oftmals empfindlicher, die Unbehaglichkeitsschwelle ist erniedrigt. Das ist beispielsweise beim Einstellen eines Hörgerätes zu beachten.

Beim **Knochenleitungstest** wird die Empfindlichkeit der Hörschnecke überprüft. Dies geschieht mit Hilfe eines Vibrators, der auf den Warzenfortsatz hinter dem Ohr gehalten wird. Die Töne werden dabei über den Schädelknochen direkt zur Hörschnecke geleitet. Somit wird das Mittelohr umgangen.

Sie leiden an einer **Schallleitungsschwerhörigkeit**, wenn der Luftleitungstest einen Hörverlust und der Knochenleitungstest keinen Hörverlust aufzeigt. Die Schallwellen werden im Außen- oder Mittelohr auf eine bestimmte Art und Weise blockiert. Die Hörschnecke ist höchstwahrscheinlich gesund und funktioniert normal.

Sie leiden an einer **Schallempfindlichkeitsschwerhörigkeit**, wenn der Knochenleitungstest die gleichen Ergebnisse wie der Luftleitungstest aufweist. Das bedeutet, dass die Empfindlichkeit der Hörschnecke oder des Hörnervs herabgesetzt ist. Die Schallwellen werden durch das Außen- oder Mittelohr nicht blockiert.

Beim **Spracherkennungstest (Sprachaudiometrie)** wird überprüft, inwieweit Sie gesprochene Wörter und/oder Sätze bei normaler Hörlautstärke und mit Hintergrundgeräuschen (im Störgeräusch) verstehen. Die einzelnen Sprachtests variieren dabei.

Weitere **Mittelohrtests** können Informationen zur Funktionsweise des Mittelohrs und damit zusätzlich Aufschluss über Ihren Hörverlust liefern.

Durch eine **Tympanometrie** wird festgestellt, wie gut sich das Trommelfell bewegen kann. Dieser Test hilft beispielsweise, Flüssigkeit im Mittelohr zu erkennen. Zudem können ein perforiertes (durchlöchertes) Trommelfell oder Wachsablagerungen, die den Gehörgang blockieren, diagnostiziert werden.

Otoakustische Emissionstests überprüfen die Funktionsfähigkeit der Hörschnecke, des Hörnervs und anderer Teile des Ohres. Die Tests messen die Antworten der Haarzellen auf akustische Signale.

Die **Hirnstammaudiometrie (BERA)** wird zur Diagnose eines Hörverlusts im Gehirn bzw. Gehirnstamm eingesetzt. Elektroden dienen dazu, die Gehirnwellenaktivität als Reaktion auf Klänge aufzuzeichnen. Dieser Test kann dann eingesetzt werden, wenn die Symptome auf einen Hörverlust im Gehirn oder Schädigungen der Hörnerven hindeuten.

Weitere Messungen, z.B. der akustischen Reflexe, untersuchen Kontraktionen des kleinen Innenohrmuskels, um Aufschlüsse über einen Hörverlust zu bekommen. Durch die Messung des statischen Schallwiderstandes kann die Luftmenge im Gehörgang gemessen werden. Dies ermöglicht die Diagnose eines perforierten Trommelfells.

Die verschiedenen Hörtests sind wichtig, um ein umfassendes Bild Ihres Hörverlusts zu bekommen. Sie bekommen Klarheit über Ihre Hörfähigkeit. Vereinbaren Sie einen Termin bei Ihrem HNO-Arzt oder Akustiker, um Ihr Gehör testen zu lassen.

Hörverlust sichtbar machen

Das Audiogramm

Die Ergebnisse der Hörtests werden in einem Audiogramm zusammengefasst. Sie bekommen einen visuellen Überblick, wie sich Ihr Hörverlust auswirkt. Das Audiogramm zeigt Ihnen, welche Töne Sie in tiefen bis in hohen Frequenzen noch wahrnehmen. Die Lautstärke der Töne wird in Dezibel (dB) gemessen, die Tonhöhe wird in Hertz (Hz) gemessen.

Die Ergebnisse Ihres Hörtests werden im Audiogramm für das rechte und das linke Ohr durch jeweils zwei Linien dargestellt. Manche Personen haben Probleme mit Tönen höherer Frequenz (bis 8.000 Hz), andere wiederum haben Probleme mit Tönen im niedrigen Frequenzbereich (bis 125 Hz).

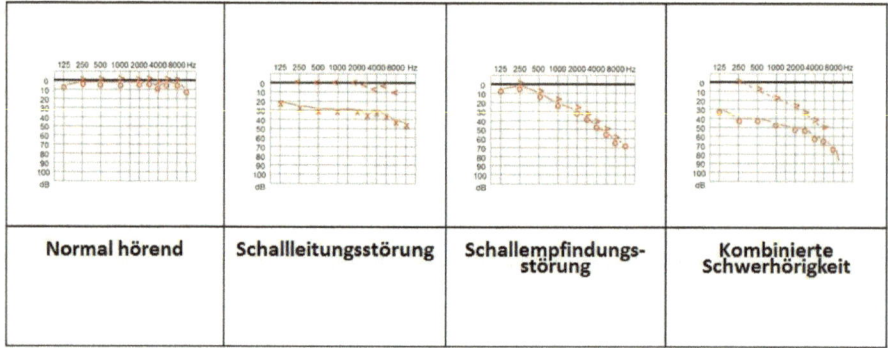

Verschiedene Hörkurven

Die Sprachbanane

Die Sprachbanane gibt den Bereich wieder, in dem ein normales Gespräch (20-60 dB) stattfindet. Zudem kann aufgezeigt werden, wo sich bestimmte Töne in Bezug auf die Sprachbanane befinden. Z.B. ist Hundegebell sehr laut und tief, wohingegen Vogelgezwitscher leiser und hoch ist.

Hörverlust

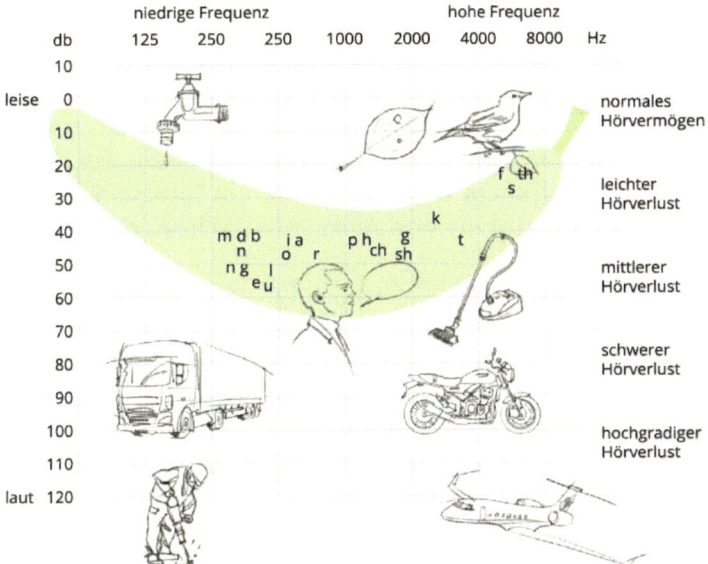

Die Sprachbanane

Hörverlust vorbeugen

In vielen Ländern gibt es bereits Empfehlungen (Richtwerte), eine Geräusch-kulisse von weniger als 80-85 dB einzuhalten, aber in der Realität werden wir mit vielen Situationen konfrontiert, die diesen Richtwert deutlich über-schreiten.

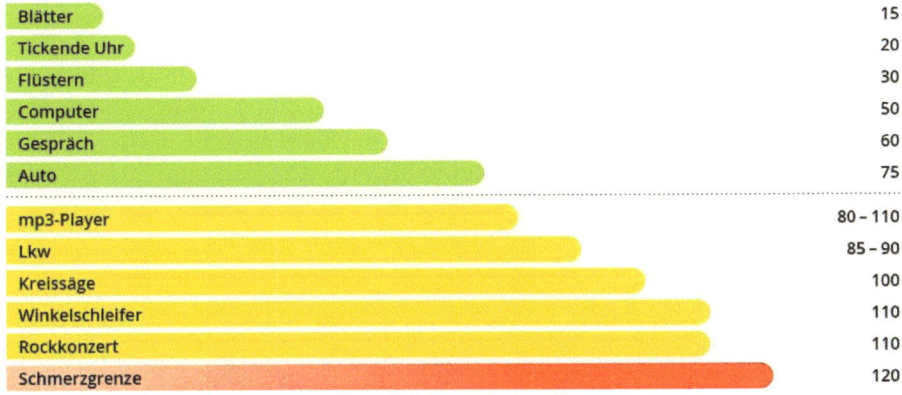

Blätter	15
Tickende Uhr	20
Flüstern	30
Computer	50
Gespräch	60
Auto	75
mp3-Player	80 – 110
Lkw	85 – 90
Kreissäge	100
Winkelschleifer	110
Rockkonzert	110
Schmerzgrenze	120

Lärmrichtwerte in dB

18

Wann wissen Sie, wenn es zu laut ist?

Die persönliche Lautheitswahrnehmung Ihres Gehörs ist der beste Anhaltspunkt für die tatsächliche Lautstärke beziehungsweise Intensität eines Tons. Wenn Sie einen Ton als viel zu laut empfinden, ist er das meistens auch. **Achtung**: Töne müssen nicht unbedingt schmerzhaft sein, um Ihr Gehör dauerhaft zu schädigen. Extrem laute Töne, z.B. ein Silvesterknaller, kann Ihr Gehör bereits bei einmaligem Vorfall dauerhaft schädigen.

In unserer Gesellschaft werden wir ständig Lärm ausgesetzt. Die tägliche Lärmbelastung, beispielsweise im Straßenverkehr oder am Arbeitsplatz, führt zu einem erhöhten Hörschädigungsrisiko. Aber auch in unseren eigenen vier Wänden sind wir teilweise sehr hohen Lärmbelästigungen ausgesetzt. Kleine Vorsichtsmaßnahmen, wie z.B. Teppiche, gepolsterte Möbel oder Gardinen, können Lärm bereits reduzieren, da der (Schall-)Lärm absorbiert wird.

Lärmbedingter Hörverlust verschlimmert sich mit der Zeit und je höher die Lautstärke und je länger die Einwirkung, desto wahrscheinlicher ist eine Schädigung.

Der beste Weg, einem Hörverlust vorzubeugen, ist, Lärm zu vermeiden oder zu verringern, da dieser ein Hauptgrund für Schwerhörigkeit ist. Das ist allerdings nicht immer zu vermeiden. Der lärmbedingte Hörverlust verschlimmert sich mit der Zeit und ist direkt abhängig von der Lautstärke und der Einwirkzeit.

Eine Möglichkeit der Lärmreduzierung sind **Ohrstöpsel**. Diese sind leicht und können Ihr Gehör direkt schützen. Sie können einen großen Unterschied bei Konzertbesuchen, in Diskotheken etc. machen, überall dort, wo Lärm vorhanden ist. Die meisten Ohrstöpsel reduzieren den Lärm um 20 bis 30 dB. Sie sind heutzutage sehr leicht zu bekommen, beispielsweise in Apotheken und Drogerien erhältlich.

Viele kennen die gelben Ohrstöpsel aus weichem Schaumstoff. Sie bieten einen guten Schutz. Dennoch lassen diese Ohrstöpsel viele Hoch- und Mittelfrequenzen durch. Noch besser sind Kunststoff- oder Gummiohrstöpsel, bei denen auch die Tonqualität bei gleichzeitiger Reduzierung des Lärmpegels gewährleistet ist.

Weitere Tipps zur Vorbeugung (Prävention) von Hörverlust

- Tragen Sie einen Gehörschutz, den Sie immer dabeihaben oder in ein Konzert oder Café mitnehmen.
- Achten Sie auf einen sehr guten Sitz des Hörschutzes. Nur so ist eine Dämpfung gewährleistet.
- Beschränken Sie die Dauer des Aufenthalts in lauten Umgebungen (z.B. Diskotheken) und gönnen Sie Ihrem Gehör Ruhe zur Regenerierung.
- Achten Sie darauf, dass Sie Ihre Kopfhörer nicht zu laut einstellen. Kopfhörer mit Lautstärkeunterdrückung (Noise Cancelling) reduzieren die absolute Lautstärke, weil störende Geräusche unterdrückt werden und somit beispielsweise die Musik nicht zu laut eingestellt werden muss.
- Überprüfen Sie den Lärm mit einer Hör-Handy-App, die Ihnen direkt die Umgebungslautstärke mitteilt.
- Meiden Sie extrem laute Umgebungen. Gehen Sie beispielsweise aus einem Raum, wenn der Staubsauger läuft. Auch hier kann ein Gehörschutz (Mickey-Mäuse) helfen. Das gilt auch, wenn Sie Ihre Bohrmaschine nutzen.
- Vermeiden Sie plötzlich auftretende laute Töne, wie Gewehrschüsse oder Silvesterknaller, die einen dauerhaften Hörsturz zur Folge haben können.
- Beachten Sie das Risiko von Hörschäden, wenn Sie bestimmte Medikamente einnehmen.
- Sprechen Sie mit Ihrem Arbeitgeber und finden Sie eine gemeinsame Lösung. Ein sicherer Arbeitsplatz ist Aufgabe des Arbeitgebers. Nehmen Sie ihn in die Pflicht.

Grundsätzlich gilt: Vermeiden Sie Lärm, reduzieren Sie Lautstärke und schützen Sie Ihre Ohren.

Tinnitus

Der Tinnitus ist ein Geräusch im Ohr, das nicht von einer externen Geräuschquelle stammt. Es wird meistens als ein dauerhaftes Zischen, Klingeln, Brummen oder Piepsen empfunden. Fast jeder Mensch hat schon einmal einen zeitweisen Tinnitus erlebt (z.B. nach dem Besuch einer Diskothek oder eines lauten Restaurants), der nach kurzer Zeit wieder verschwunden ist. Bei vielen Menschen verschwinden die Ohrgeräusche allerdings nicht und werden als sehr störend empfunden. Die Diagnose Tinnitus trifft viele Menschen unvorbereitet.

Tinnitus kann Ihre täglichen Aktivitäten spürbar einschränken. Manche Betroffene können die Geräusche die meiste Zeit ausblenden oder nehmen diese als nicht störend wahr. Andere dagegen haben beispielsweise Schwierigkeiten mit dem Ein- beziehungsweise Durchschlafen. Der resultierende Schlafmangel wirkt sich dann oft negativ auf den nächsten Tag aus.

Tinnitus ist keine Einbildung! Normalerweise werden die Schallwellen über das Außen- und Mittel- zum Innenohr weitergeleitet, wo die akustischen Signale durch die Haarzellen in elektrische Impulse umgewandelt und zum Gehirn weitergeleitet werden. Das Gehirn gibt diesen Signalen eine Bedeutung. Es werden Geräusche und Sprache verstanden.
Experten vermuten, dass der Tinnitus eine Folge von geschädigten Haarzellen ist. Das Gehirn interpretiert die Signale vom Ohr deshalb falsch. Es kommt zum Tinnitus.

Stellen Sie sich vor, Sie betreten einen leeren Raum, in dem jemand Klavier spielt. Sie hören nur das Klavier. Ein Tinnitus kann genauso wie das Klavier Ihre volle Aufmerksamkeit in Anspruch nehmen. Das Ziel verschiedener Behandlungsmethoden ist, dass Sie nach der Behandlung mit Ihrem Tinnitus anders umgehen und diesen weniger wahrnehmen. Das bedeutet, dass Sie einen Raum betreten und ein ganzes Orchester hören. Nur wenn Sie genau hinhören, hören Sie das Klavier heraus. Ansonsten bleibt es im Hintergrund.

Ursachen

Es gibt eine Reihe von Ursachen, die einen Tinnitus erzeugen können:

- laute Geräusche, Lärm
- Reaktion auf Medikamente
- Verletzungen am Kopf oder Hals
- natürlicher Alterungsprozess
- Knalltrauma
- unbehandelte Krankheiten

Manchmal allerdings kommt der Tinnitus ohne einen ersichtlichen Grund.

Folgen

Die Folgen eines Tinnitus sind sehr unterschiedlich. Die Intensität, mit der Sie den Tinnitus wahrnehmen, beeinflusst Ihre Gefühle. Sie können den Tinnitus als harmlos für Ihr Wohlbefinden wahrnehmen oder sich durch den Tinnitus bedroht fühlen. Dies kann zu sehr viel Stress und/oder Angst führen und den Tinnitus dadurch sogar verstärken. Ein Teufelskreislauf kann entstehen.

Behandlungsmöglichkeiten

Es gibt eine Vielzahl von Behandlungsmöglichkeiten, um den „Ton im Kopf vergessen zu machen" und wieder in den Alltag zurückzukehren.

Ein erster Schritt ist der Besuch bei einem HNO-Arzt oder Akustiker, die einem direkt weiterhelfen können. Daneben gibt es eine Reihe von Büchern und Magazinen, die über die Thematik Tinnitus aufklären.
Viele Menschen, die einen Tinnitus aufweisen, weisen auch einen Hörverlust auf. Generell führt eine Schädigung der Haarsinneszellen zu einem Hörverlust und gegebenenfalls auch zu einem Tinnitus. Betroffene können dann von einem Hörgerät profitieren, weil der Tinnitus oft weniger stark wahrgenommen wird. Das Gehirn konzentriert sich dann auf die vom Hörgerät verstärkten Geräusche und nicht so sehr auf den Tinnitus. Zudem gibt es heutzutage Hörgeräte mit Klangprogrammen zur Tinnitusbewältigung.

Es gibt eine Anzahl weiterer Möglichkeiten, die einfach und schnell umgesetzt werden können, um einem Tinnitus vorzubeugen oder ihn abzuschwächen:

- Eine **ausgewogene Ernährung** und **viel körperliche Bewegung** wirken sich positiv auf Ihr Leben aus.
- **Entspannung-** und **Achtsamkeitsübungen** helfen Ihnen, den Tinnitus in der Wahrnehmung abzuschwächen. Beispielsweise können **Yoga** und **Meditation** sehr wirksame Methoden sein.
- Ein **Gehörschutz** in lauter Umgebung oder beim Bedienen lauter Maschinen (z.B. Bohrmaschine) hilft auch sehr gut.
- Musik sollten Sie immer in **moderater Lautstärke** hören, um Ihr Gehör nicht übermäßig zu belasten.
- Ein **gesundes Schlafverhalten** und die Vermeidung von Alkohol, Koffein und schweren Mahlzeiten am Abend unterstützen ebenso ein gesundes Leben. Generell sollte jede starke Überlastung vermieden werden.
- Zu guter Letzt ist Ihre **persönliche Einstellung** sehr wichtig. Sie entscheiden, ob Sie einen Tinnitus als störend wahrnehmen oder nicht. Sehen Sie die Dinge positiv und konzentrieren Sie sich auf die Dinge, die sie ändern können.
- Eine **Klangtherapie** kann unterstützen, denn Klänge können vom Tinnitus ablenken. Ein Rauschgenerator, der neben dem Bett aufgestellt wird, kann unterschiedliche Klänge abspielen, damit Sie Ihr Ohrgeräusch leiser wahrnehmen. Ebenso können sanfte Musik oder Naturklänge den Kontrast zwischen dem Tinnitus und einer leisen Umgebung verringern.

Das Ziel ist es, sich nicht vom Tinnitus kontrollieren und das Leben bestimmen zu lassen. Sie wollen die Kontrolle über Ihre Wahrnehmung zurückgewinnen. Manchmal verschwindet der Tinnitus wieder, meistens nicht. Auch nicht jede Behandlungsmethode funktioniert gleich gut bei Betroffenen. Meistens bringt das Kombinieren mehrerer Maßnahmen sehr gute Erfolge und Erleichterung.

Vielleicht wird Ihr Tinnitus nicht ganz verschwinden, kleine Veränderungen in Ihrem Leben können helfen, besser mit dem Ohrgeräusch umzugehen.

Sprachformen

Personen, die mit einem Hörgerät oder beispielsweise mit einem CI (Cochlea-Implantat) versorgt sind, nutzen oft verschiedene Sprachformen. Sie verwenden neben der Deutschen Gebärdensprache (DGS) auch Lautsprachbegleitende Gebärden (LBG), Lautsprachunterstützende Gebärden (LUG) oder sie kommunizieren, je nach Möglichkeit, in der Lautsprache.
Im Folgenden werden wir die verschiedenen Sprachformen kurz vorstellen.

Lautsprache

Die Lautsprache ist die Sprachform, die fast alle Menschen sprechen (z.B. Deutsch, Englisch, Spanisch etc.).

Unter Lautsprache versteht man in der Sprachwissenschaft generell eine mittels der Artikulationsorgane (Kehlkopf, Mund, Zunge usw.) erzeugte Sprache. Der Sprechtrakt fungiert gleichsam als Sprech- und Sprachinstrument. Gestik und Mimik werden hier als „non-verbale" Hilfsmittel der Kommunikation verstanden, sind aber kein Bestandteil der Sprache selbst.

Die Lautsprache wird anderen Sprachsystemen gegenübergestellt, beispielsweise der Gebärdensprache, der geschriebenen Sprache oder – im weiteren Sinne – der Sprache von Bildern.

Deutsche Gebärdensprache

Die **Deutsche Gebärdensprache (DGS)** ist ein eigenständiges und vollwertiges Sprachsystem, welches innerhalb der deutschen Gehörlosengemeinschaft gewachsen ist und das seiner eigenen Grammatik folgt. Wie in der deutschen Lautsprache existieren auch in der DGS Dialekte und Regiolekte (regionale Umgangssprachen). Das bedeutet, dass in den verschiedenen Regionen Deutschlands gleiche Begriffe unterschiedlich gebärdet werden können.

Während in der deutschen Lautsprache der oral-akustische Kommunikationskanal genutzt wird (der Sprechtrakt dient gleichsam als Sprech- und Sprachinstrument), wird in der Gebärdensprache der ganze Körper als Sprech- und Sprachinstrument genutzt. Besondere Bedeutung haben hierbei die Arme und Hände als Hauptträger der Gebärdenzeichen, im Sinne von Handzeichen, und die Mimik (der Gesichtsausdruck).

Der Kontakt mit der hörenden Umwelt ist für Gehörlose und Schwerhörige erschwert bzw. nicht immer möglich, da nur wenige hörende Personen die DGS beherrschen. Diesen sprachlichen Kontakt zwischen hörenden und nicht- oder schlechthörenden Personen können Gebärdensprachdolmetscher herstellen, indem sie in einer solchen Konstellation dolmetschen.

Weitere Informationen finden Sie auch auf der Website des Deutschen Gehörlosen-Bundes (DGB).

Lautsprachbegleitende Gebärden

Der Begriff **Lautsprachbegleitende Gebärden (LBG)** lässt bereits erkennen, dass es bei dieser Form der Gebärdenverwendung darum geht, die Lautsprache mit Gebärden zu begleiten.

LBG sind keine eigenständige Sprache mit einer eigenen Grammatik, sondern dienen lediglich dazu, die gesprochene Sprache mit Hilfe von Gebärden zu visualisieren. Bei dieser Art der Gebärdenverwendung orientiert sich die Grammatik vollständig an der Grammatik der deutschen Lautsprache. Dies bedeutet, dass die Form des gesprochenen Satzes nicht verändert wird. In der „reinen" Form wird jedes gesprochene Wort in eine Gebärde übersetzt, auch wenn diese Wörter an sich als Gebärden in der Deutschen Gebärdensprache gar nicht vorkommen. Es wird eine Form von künstlichen Gebärden erschaffen, um beispielsweise Artikel zu gebärden. Von zentraler Bedeutung bei den LBG ist das Mundbild, da jede Gebärde vom stimmlosen Aussprechen des deutschen Wortes begleitet wird.

Lautsprachunterstützende Gebärden

Die **Lautsprachunterstützenden Gebärden (LUG)** sind dem Kommunikationssystem der **Lautsprachbegleitenden Gebärden (LBG)** sehr ähnlich. Bei einem Vergleich ist aber festzustellen, dass bei den LUG weniger Gebärden ausgeführt werden. Eine „Eins-zu-eins"-Übersetzung der lautsprachlichen Sätze und somit eine Darstellung der lautsprachlichen Grammatik findet hier nicht statt, sondern es werden hauptsächlich für das Verstehen wichtige Begriffe mit Hilfe von Gebärden visualisiert. Ein großer Anteil der Kommunikation wird von den Lippen des Dolmetschers abgelesen.

Fingeralphabet

Das Fingeralphabet ist eine Kommunikationsform, bei der jeder Buchstabe des Alphabets durch eine einzelne Handform repräsentiert wird. Mit dem Fingeralphabet werden Wörter aus der Lautsprache statt auf Papier in der Luft buchstabiert. Am häufigsten wird das Fingeralphabet verwendet, um beispielsweise Namen, Fachbegriffe oder neue Wörter zu buchstabieren, um damit in den Diskurs einzuführen. Es können nicht nur einzelne Wörter, sondern auch ganze Sätze mit dem Fingeralphabet buchstabiert („gefingert") werden. In diesem Fall entsprechen die grammatikalischen Richtlinien denen der Lautsprache.

Wissenswertes Hören - Ein Wunder der Natur

Das Ohr ist ein Wunder der Natur. Unser Ohr ist 24 Stunden aktiv und immer empfangsbereit. Nach unserer Geburt entwickelt sich unser Hörsinn bis in unsere Jugend (16 Jahre) weiter. Unser Ohr kann bis zu 50 Wortanteile pro Sekunde und ca. 400.000 Klänge unterscheiden. Wenn unser Ohr bestimmte Töne nicht mehr wahrnehmen kann, verlernt unser Gehirn diese Töne. Das ist beispielsweise ein sehr wichtiger Grund, warum rechtzeitig dafür gesorgt werden darf, dass die Töne ohne Informationsverlust unser Gehirn erreichen.

Das leistet unser Gehirn

Unser Gehirn nimmt eine Vielzahl von Aufgaben im Bereich Hören wahr. Bei einer Hörminderung geschieht das nur noch bedingt.

Das leistet unser Gehirn	Normal hörend	Hörminderung
Orientieren	Unser Gehirn nutzt beide Ohren. Wir können uns orientieren und feststellen, woher die Geräusche oder Sprache kommen.	Die Orientierung fällt uns schwer, weil die Geräusche und Sprache nicht so gut räumlich getrennt werden können.
Trennen	Unser Gehirn trennt Wichtiges von Unwichtigem, z.B. durch das Überhören von Hintergrundgeräuschen in lauter Umgebung.	Die Trennung funktioniert nicht so gut, beispielsweise vermischen sich Stimmen mit den Hintergrundgeräuschen.
Fokussieren	Unser Gehirn kann sich in lauter Umgebung (z.B. in einem Restaurant) auf eine Stimme fokussieren.	Das Fokussieren wird immer anstrengender oder ist im Extremfall nicht mehr möglich.
Erkennen und Verstehen	Unser Gehirn erkennt Töne und Klänge und versteht Sprache und Geräusche.	Wir verstehen nicht mehr alle Geräusche und auch nicht mehr immer das Gesagte einer anderen Person.

Hören ist Lebensqualität

Gutes Hören hält geistig fit. Zudem gibt es Studien, die einen Zusammenhang zwischen Schwerhörigkeit und Demenz herstellen. Studien zeigen, dass bei Menschen mit einer Hörminderung das Erinnerungsvermögen und die Denkfähigkeit schneller nachlassen als bei gut hörenden Altersgenossen. Eine mögliche Ursache ist der erhöhte Energieverbrauch des Gehirns aufgrund eines Hörverlustes. Die Energie, die für das Entschlüsseln des Gesagten benötigt wird, fehlt für andere Tätigkeiten. Die Folge sind Müdigkeit und Erschöpfung.

Ähnliches passiert bei schlechtem Sehvermögen, wenn keine Brille getragen wird. Ohne Brille sehen Sie logischerweise schlechter und es strengt Sie mehr an, wenn Sie etwas betrachten wollen. Das muss so nicht sein! Ebenso wie die Brille hilft, helfen auch Hörhilfsmittel.

Modere Hörlösungen können nahezu jede Einschränkung verbessern. Weit über das verbesserte Hören hinaus schenken diese Lösungen Lebensqualität.

Schwerhörigkeit behindert Partner

Schwerhörigkeit kann eine Partnerschaft behindern. Warum ist das so? Oft meiden gut hörende Personen, bewusst und unbewusst, den Kontakt mit schwerhörigen Personen. Sie wissen beispielsweise nicht, wie sie sich richtig verhalten sollen oder es ist einfach anstrengend, lauter zu sprechen und öfters Gesprächsinhalte zu wiederholen. In vielen Fällen muss das so nicht sein, weil man etwas dagegen unternehmen kann.

In der Infothek finden Sie eine große Anzahl von weiterführenden Informationen, z.B. Checklisten, wie man sehr gut mit Schwerhörigen kommunizieren kann. Diese Tipps gelten natürlich auch für gut hörende Personen.

Grundgedanken Schwerhörigkeit

Ein Hörverlust kann einen sehr großen Einfluss auf Ihre Lebensqualität haben und Ihre Kommunikationsmöglichkeiten stark einschränken. Ihr körperliches und seelisches Wohlbefinden kann stark beeinträchtigt werden. Angstgefühle, Depressionen, Lernprobleme, nachlassende Arbeitsleistung, soziale Isolation und geistiger Abbau können die Folge sein.

Das muss nicht sein. Die gute Nachricht ist, dass Sie in den meisten Fällen Ihren Hörverlust behandeln und negative Auswirkungen verhindern können. Mit einer positiven Grundeinstellung gewöhnen Sie sich beispielsweise schneller an ein Hörgerät, finden verlorengegangenes Selbstvertrauen zurück und genießen das Leben. Das Beisammensein mit Freunden, gemeinsames Fernsehen, Kino- oder Konzertbesuche und vieles mehr machen wieder Freude.

Viele Menschen mit einem Hörverlust warten aus vielen Gründen zu lange, bis sie etwas dagegen unternehmen. Manche glauben, noch gut hören zu können oder schämen sich, ein Hörgerät zu tragen. Es ist einfach, sich – mit vielen Verdrängungsstrategien – an die Schwerhörigkeit zu gewöhnen. Doch den Preis, den diese Personen zahlen müssen, ist sehr hoch. Hörgeräte sind heutzutage sehr klein und damit diskret zu tragen. Sie sind zudem sehr leistungsstark und garantieren besseres Hören. Das belegen viele Studien und direkte Erfahrungen mit Betroffenen.

Wenn Sie glauben, dass Sie von einem Hörverlust betroffen sind, sollte Ihr erster Schritt ein Besuch bei einem Hörspezialisten sein. Ein Hörtest gibt Aufschluss über die Qualität Ihres Hörens. Vielleicht werden Sie sich auch einfach nur freuen, dass Sie immer noch sehr gut hören können. Ansonsten gibt es die passende Behandlung für ein besseres Hören, um ein aktives und ausgefülltes Leben zu führen. Jede Reise beginnt mit einem ersten Schritt.

Implantat oder kein Implantat?

Beispielsweise kommt immer wieder die Frage auf, ob ein Hörgerät, ein Implantat, beispielsweise ein CI (Cochlea-Implantat), oder die Nutzung der Gebärdensprache sinnvoller ist bei bestimmten Schweregraden des Hörverlustes.

Wir können Ihnen diese Frage nicht beantworten, wir können Ihnen aber ein paar Anregungen zu dieser Thematik mit auf den Weg geben. Letztlich gibt es nur eine Person, die auf diese Frage eine „richtige" Antwort finden kann: Sie selbst!

Es gibt eine Reihe von Personen, Orten und Veranstaltungen (von Eltern, Freunden, Akustikern, Ärzten, Internetforen über Tagungen, Kongresse bis hin zu Verbänden und Selbsthilfegruppen), wo viele verschiedene Ansichten mit unterschiedlichen Interessen zusammenkommen. Oft werden dann Gespräche und Diskussionen nicht nur sachlich, sondern auch emotional geführt. Hier spielen sicherlich Nichtwissen, Vorurteile, Ängste und fast immer auch die eigene Betroffenheit oder die eines Familienmitgliedes eine sehr wichtige Rolle. Meistens haben alle Parteien aus ihrer Sicht Recht. Das führt oft zu festgetretenen Standpunkten, die schwer aufzulösen sind. Was kann man jetzt tun?

Wir wollen ein paar Denkanstöße zu dieser Thematik geben:

Erstens: Es gibt kein Richtig oder Falsch! Es gibt nur Ihren Weg. So können wir auch nicht im Nachhinein sagen, ob wir etwas richtig oder falsch gemacht haben, weil wir den anderen Weg einfach nicht kennen. Das ist nicht möglich. Wenn wir vielleicht auch erkennen, dass wir – aus unserer Sicht – einen Fehler gemacht haben, bedeutet es nicht, dass wir keinen anderen gemacht hätten, wenn wir das Rad der Zeit zurückdrehen könnten. Das funktioniert nicht, das ist klar.

Zweitens: Wir sollten immer die Perspektive des anderen verstehen, bevor wir urteilen oder unsere Entscheidung fällen. Dazu gehört auch, dass wir vorurteilslos in ein Gespräch oder in eine Diskussion gehen und unseren Gesprächspartnern respektvoll gegenübertreten. Wenn wir jemanden verstehen, ist es auch einfacher, unseren eigenen Standpunkt deutlich zu machen.

Drittens: Es gibt immer Pro und Contra für eine Entscheidung. Wie treffe ich also die für mich richtige Entscheidung? Um diese Frage zu beantworten, haben wir dem Thema Entscheidungen treffen auch einen eigenen Bereich in diesem Buch gegeben. Bitte lesen Sie sich diesen wichtigen Teil durch. Es gilt, sich aufzuklären und dann zu entscheiden, ob man tätig wird oder auch nicht. Es gilt, eine bewusste Entscheidung zu treffen.

Viertens: Was ist schon normal? Jeder hat sein eigenes „normales" Hörbild und seine eigene Ansicht. Für die einen ist beispielsweise das Nicht-Hören und das Aufwachsen in einer gehörlosen Welt normal, während auf der anderen Seite beispielsweise Eltern von taub geborenen Babys ihre hörende und sprechende Welt als normal ansehen und sich diese Welt auch für ihr gehörloses Baby vorstellen.

Fünftens: Es ist nicht vorhersehbar, ob der eine Weg (vielleicht die Implantation eines Cochlea-Implantats) oder der andere Weg (das Aufwachsen mit der Gebärdensprache) zum Erfolg führt. Auch ein Cochlea-Implantat bringt nicht bei jedem Kind oder Erwachsenen den gewünschten Erfolg, wie auch das Aufwachsen mit der Gebärdensprache kein Garant für ein erfolgreiches und zufriedenes Leben ist.

Sechstens: Emotionen spielen eine wichtige Rolle. Wir empfehlen, diesen auf den Grund zu gehen und zu verstehen, warum man so oder so in der Vergangenheit gehandelt hat und ebenso heute noch handelt. Wenn wir den Emotionen anderer auf den Grund gehen, können wir beispielsweise leichter verstehen, warum die andere Person so oder so denkt und handelt. Dazu bedarf es Einfühlungsvermögen, für sich selbst und andere.
Es ist beispielsweise nachvollziehbar, dass es für gehörlose Erwachsene ein Herzenswunsch ist, ihren Kindern ihre eigenen schmerzhaften Erfahrungen, wie z.B. unter großen Anstrengungen dem lautsprachlichen Unterricht zu folgen, zu ersparen und ihren Kindern in der Gehörlosengemeinschaft, in der man mühelos kommunizieren kann, ein schönes Leben zu ermöglichen.
Es ist beispielsweise auch nachvollziehbar, dass gehörlose Erwachsene für ihre gehörlosen Babys ein Cochlea-Implantat nutzen wollen, um ihren Kindern später in einer Welt, in der die große Mehrheit mittels Lautsprache kommuniziert, eine bessere Chance zu bieten.
Hier spielen viele Annahmen und Glaubenssätze eine wichtige Rolle, die es zu klären gilt, bevor man eine Entscheidung trifft.

Siebtens: Geben Sie ihre Erfahrung weiter und erzählen Sie ihre Geschichte und bedenken Sie, dass es Ihre Geschichte ist und nicht die Ihrer Kinder oder anderer Personen. Jeder darf seinen eigenen Weg gehen. Es ist schön, wenn wir durch andere Personen lernen können, die ehrlich, mutig und offen über ihre Erfahrungen berichten. Somit können wir vielleicht ein besseres Fundament für unsere eigenen Entscheidungen legen.

Wir empfehlen Ihnen, die Sichtweise anderer Personen zu verstehen, aus den Erfahrungen anderer zu lernen und dann Ihre eigene Entscheidung zu treffen. Darum geht es uns auf in unserer Aufklärungsarbeit. Das ist unser Ziel.

Hörverlust behandeln

Für fast jeden Hörverlust gibt es Behandlungsmöglichkeiten, die von Art und Schweregrad des Hörverlusts abhängen. Wenn beispielsweise Hörgeräte nicht mehr ausreichen, einen Hörverlust zu kompensieren, können Hörimplantate weiterhelfen. Frühzeitiges Handeln kann Ihr Leben sehr positiv beeinflussen. Sie gewinnen an Selbstvertrauen, Sie können wieder konzentrierter und besser arbeiten. Ihre Leistung steigert sich und auch die Kommunikation mit Familie und Freunden verbessert sich im Allgemeinen sehr stark. Durch eine Behandlung können beispielsweise wieder Warnsignale gehört und das Musikhören und ein Kinobesuch genossen werden.

Ein Hörspezialist, beispielsweise ein HNO (Hals-Nasen-Ohren)-Arzt oder ein Hörakustiker, können Sie bezüglich der besten Behandlung für Ihren spezifischen Hörverlust beraten. Es gibt eine Vielzahl fortschrittlicher Hörtechnologien, die von einem Hörgerät über ein Cochlea-Implantat, Knochenleitungssysteme bis hin zu Hirnstammimplantaten reichen. So können auch bis an Taubheit grenzende Schwerhörige wieder hören.

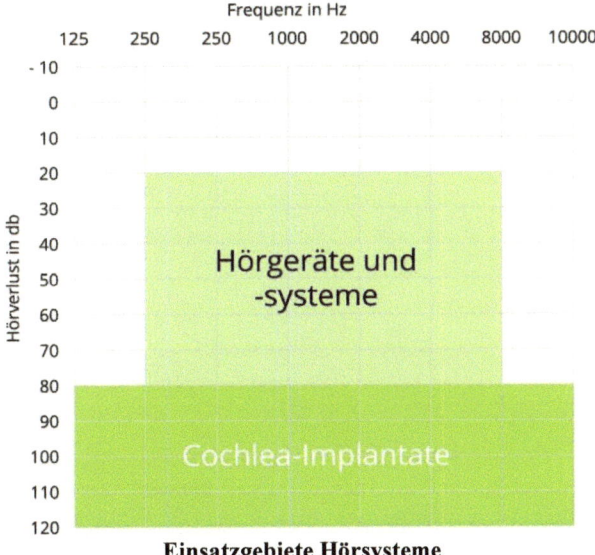

Einsatzgebiete Hörsysteme

Die einzelnen Hörhilfsmittel kommen bei bestimmten Voraussetzungen zum Einsatz. Das wären beispielsweise, Hörverlust und Resthörvermögen, ausreichende Dicke des Gehörgangs oder der Haut, Alter, etc.

Hörverlust behandeln

Folgende Begriffsklärungen helfen Ihnen zum weiteren Verständnis:

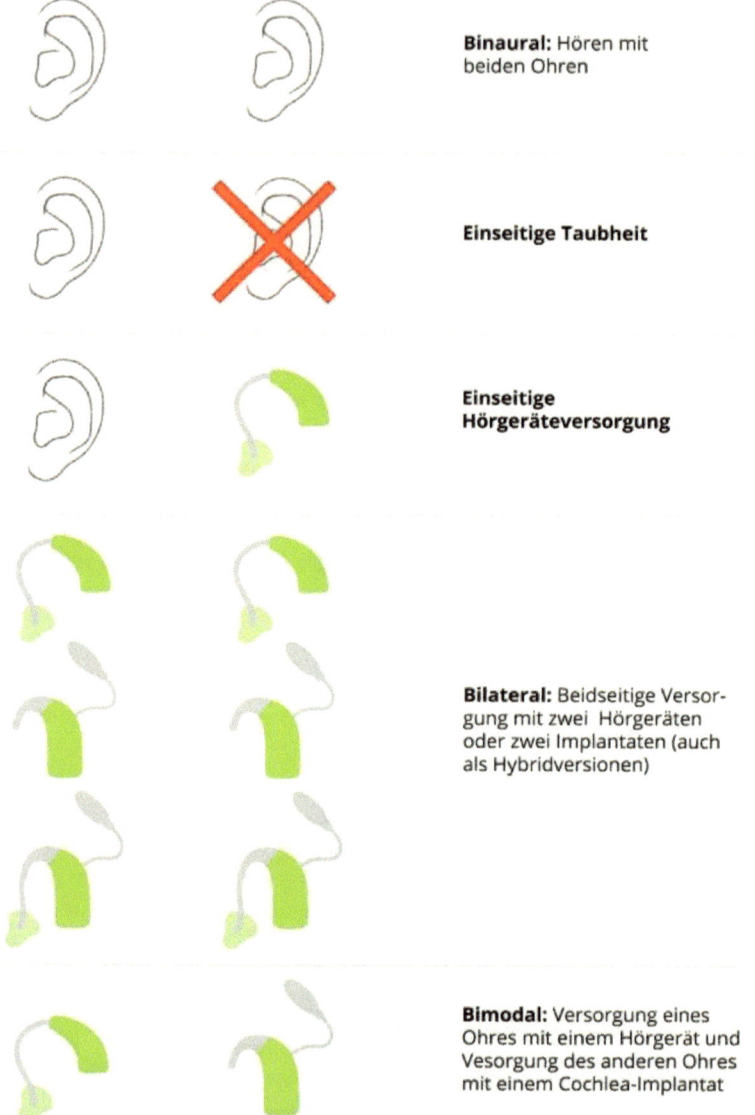

Binaural: Hören mit beiden Ohren

Einseitige Taubheit

Einseitige Hörgeräteversorgung

Bilateral: Beidseitige Versorgung mit zwei Hörgeräten oder zwei Implantaten (auch als Hybridversionen)

Bimodal: Versorgung eines Ohres mit einem Hörgerät und Vesorgung des anderen Ohres mit einem Cochlea-Implantat

Begriffsklärungen Hören

Hörgeräte

Hörgeräte finden immer mehr den Weg in unseren Alltag, aber die Selbstverständlichkeit, sie wie eine Brille zu tragen, ist noch nicht ganz gegeben. Beispielsweise wird ein Tragen von Hörgeräten als „alt und gebrechlich" empfunden.

Die meisten herkömmlichen Hörgeräte kommen dann in Frage, wenn die Hörminderung auf einer Schädigung der Haarzellen im Innenohr beruht: Dabei handelt es sich um eine sogenannte Schallempfindungsstörung. Mit Hilfe eines Hörgerätes wird der Schall, der auf das Trommelfell wirkt, verstärkt, sodass Umweltgeräusche und Sprache wieder besser wahrnehmbar sind. Wenn das gesamte Hörvermögen verloren ist, ist ein Hörgerät nicht sinnvoll.

Schätzungsweise leiden ca. 16 Millionen Bundesbürger unter einem Hörverlust, aber nur drei Millionen sind mit einem Hörgerät versorgt. Bei manchen Personen verschwindet das Hörgerät auch ungenutzt in der Schublade oder wird nur ab und zu ins Ohr gesetzt. Andere Personen empfinden die Hörgeräte als störend, weil sich Sprache und Töne ungewohnt anhören oder die Hörgeräte nicht optimal auf den Nutzer eingestellt sind. Daneben gibt es natürlich auch sehr viele Personen, die die Vorzüge genießen und wieder sehr gut kommunizieren können.

Hörgeräte sind die häufigste Hilfsmethode für Menschen mit einem Hörverlust. Es gibt ein breites Spektrum an Marken und Technologien. So können beispielsweise Hörgeräte hinter oder im Ohr getragen werden.

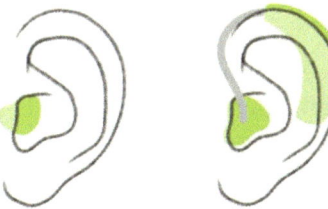

Hörgerätetypen

Moderne Hörgeräte werden immer kleiner. Dies ist ein wichtiger Punkt für viele Betroffene. So können die Hörgeräte dezent getragen werden. Ebenso steigt die Leistung weiterhin. Moderne Hörgeräte arbeiten mit bis zu 250.000.000 Rechenoperationen pro Sekunde und werden auf die individuellen Lebensgewohnheiten der Betroffenen angepasst. Das ist wichtig, denn jeder Mensch nimmt Geräusche und Töne je nach Stimmung unterschiedlich wahr.

Hörgeräte eignen sich am besten zur Versorgung bei gering- bis hochgradiger Schwerhörigkeit. Die Hörgerätetechnologie entwickelt sich laufend weiter. Weitere Funktionen, wie beispielsweise der drahtlose Empfang des Telefons oder Fernsehers, kommen hinzu und die Leistungsfähigkeit steigt. So kann Betroffenen weiter optimal geholfen werden.

Hören ist Lebensqualität und gutes Hören ist sehr wertvoll, um mit unserer Umwelt und unseren Mitmenschen zu kommunizieren. Ihr Akustiker weiß um diesen Wert und wird Sie auf Ihrem Weg zu einem besseren Hören unterstützen.

Falls ein Hörgerät Ihren Hörverlust nicht mehr ausgleichen kann, ist vielleicht ein Hörimplantat für Sie die richtige Wahl.

Funktionsweise

Hörgeräte erfassen Schallwellen (Sprache und Töne) und geben diese verstärkt durch den Gehörgang an das Mittelohr und an das Innenohr weiter. Anders ausgedrückt: Herkömmliche Hörgeräte verstärken den Schall, der auf das Trommelfell wirkt, und verstärken damit die Lautstärke, sodass die noch aktiven Hörzellen im Innenohr gereizt werden. So können die Hörzellen die Hörinformation über den Hörnerv an das Gehirn senden.

Moderne Hörgeräte sind leistungsstark und vielseitig und werden immer kleiner und dadurch nahezu unsichtbar. Andere Betroffene freuen sich über eine größere Bauweise mit einer größeren Batterie, die dann z.B. nur einmal die Woche ausgewechselt werden muss, und einfacher zu bedienenden Wahltasten.

Die modernen Hörgeräte ermöglichen ein natürliches Hören über den gesamten Sprachfrequenzbereich und in fast jeder Hörsituation. Ein digitales Hörgerät besteht aus einem Mikrofon, einem digitalen Signalprozessor und einem Lautsprecher. Die Mikrofone erfassen die Schallwellen und leiten diese an den digitalen Signalprozessor weiter. Hier werden die Schallwellen in digitale Signale umgewandelt und der verstärkte Schall (optimiertes Klangbild) wird in das Ohr übertragen. Die meisten Hörgeräte haben Richtmikrofone, um die zentrale Klangquelle optimal zu identifizieren. Störgeräusche werden automatisch herausgefiltert und Rückkopplungen werden unterdrückt.

Arten von Hörgeräten

Es gibt verschiedene Hörgerätekategorien:

*   HdO (Hinter dem Ohr)
*   IdO (In dem Ohr)
*   Externe-Hörer-Systeme
*   freiverkäufliche Hörgeräte
*   kontralaterale Signalweiterleitungshörgeräte

Jede Baugruppe von Hörgeräten bietet Vor- und Nachteile. Individuell angefertigte Ohrpassstücke (Otoplastiken) erhöhen den Trage- und Leistungskomfort, da der Gehörgang besser abgedichtet werden kann und somit tiefe Frequenzen besser wiedergegeben werden können. Eine offene Anpassung kommt meistens beim Hörverlust hoher Frequenzen zum Einsatz. Tiefe Schallfrequenzen können dadurch weiterhin natürlich gehört werden.

Was am besten für Sie ist, finden Sie in Zusammenarbeit mit Ihrem Akustiker heraus.

HdO-Hörgeräte

HdO (Hinter-dem-Ohr)-Hörgeräte sind leistungsstärker als IdO (In-dem-Ohr)-Hörgeräte. Sie sind für Personen mit geringgradiger bis an Taubheit grenzender Schwerhörigkeit geeignet.

Das klassische HdO-Hörgerät besteht aus einem angepassten Ohrpassstück (Otoplastik), einem Schlauch, der den verstärkten Schall durch die Otoplastik ins Ohr leitet, und einem Kunststoffgehäuse mit eingebauter Elektronik. Da bei HdO-Geräten ausreichend Platz für Batterie, Elektronik und Schallwandler im Gehäuse zur Verfügung steht, können vielfältige technische Funktionen sowie hohe Verstärkungsleistungen realisiert werden.

Bei einer leichten und mittelgradigen Hörminderung in hohen Frequenzen besteht die Möglichkeit, den Gehörgang weitestgehend offen zu belassen (offene Versorgung). Damit sind die nicht oder nur gering von einem Hörverlust betroffenen Frequenzen weiterhin natürlich zu hören.

IdO-Hörgeräte

Ido (In-dem-Ohr)-Hörgeräte werden im Ohr platziert und für leichte bis mittelgradige Hörverluste eingesetzt. Durch den Technologiefortschritt werden diese immer leistungsfähiger.

Es gibt eine Reihe unterschiedlicher Bauformen, die minimal voneinander abweichen.

ITC (in-the-canal/im Gehörgang): Das Hörgerätgehäuse schließt mit der Vorderkante des Gehörgangs ab. Die Ohrmuschel bleibt frei. Diese Bauform bietet einen sehr guten Kompromiss aus Leistung und Unauffälligkeit.

CIC (completely-in-the-canal/komplett im Gehörgang): Das Hörgerätgehäuse endet im äußeren Teil des Gehörgangs und hat einen Nylonfaden, um es wieder aus dem Gehörgang zu ziehen. Dementsprechend kommen sehr kleine Batterien zum Einsatz und die Funktionalität gegenüber einem ITC ist reduziert (z.B. nur ein Mikrofon). Es ist von außen kaum zu sehen.

IIC (invisible-in-the-canal/unsichtbar im Gehörgang): Diese Geräte werden kurz vor dem Trommelfell und damit tief im Gehörgang platziert und besitzen ebenfalls einen Nylonfaden zum Herausziehen. Sie sind von außen nicht sichtbar.

Durch die Positionierung im Ohr sind Bauformen unauffällig zu tragen. Sie werden individuell hergestellt und angepasst, damit diese optimal im Gehörgang sitzen. Ein Vorteil ist das gute Richtungshören, da aufgrund der Lage des Hörgeräts im Ohr die natürliche Schallaufnahme durch die äußere Ohrmuschel erhalten bleibt.

Ein Nachteil dieser Bauformen ist, dass Schweiß- und Ohrenschmalzbildung begünstigt wird. Das kann zu einer höheren Reparaturanfälligkeit führen.

Externe-Hörer-Systeme

Empfänger-im-Ohr-Hörgeräte (**RITE**: receiver-in-the-ear) und Empfänger-im-Gehörgang-Hörgeräte (**RIC**: receiver-in-canal) vereinen die Vorzüge von HdO- und IdO-Hörgeräten. Das Gehäuse sitzt hinter dem Ohr, während der Hörer (Lautsprecher) nahezu unsichtbar im Gehörgang sitzt. Ein kleiner Draht verbindet die kleinen Hörgerätegehäuse mit dem im Gehörgang sitzenden Hörer. Sie eignen sich am besten für Menschen mit gering- bis mittelgradigem Hörverlust. Im Gegensatz zum vollen Ohrpassstück haben diese Hörgeräte ein kleineres, das den Gehörgang nicht komplett verschließt. Sie sind größer als Hörgeräte, die komplett im Gehörgang verschwinden, bieten aber auch mehr Funktionen.

Ein akustischer Vorteil ist die Vermeidung von Verzerrungen durch Resonanzen in der Schlauchleitung. Weiterhin kann das Hörgerät sehr klein gebaut werden, da kein Platz für den Hörer benötigt wird.

Freiverkäufliche Hörgeräte

Freiverkäufliche Hörgeräte (OTC: over-the-counter/rezeptfrei) können bei einer gering- bis mittelgradigen Hochfrequenz-Schwerhörigkeit zum Einsatz kommen. Sie können allerdings nicht frei angepasst werden und lassen sich im Gegensatz zu rezeptpflichtigen Hörgeräten nicht so fein auf die spezifische Schwerhörigkeit des Trägers einstellen.
Es gibt freiverkäufliche Hörgeräte, die komplett sehr tief in den Gehörgang bis nahe vor das Trommelfell eingesetzt werden und dort mehrere Monate verbleiben. Durch die Nähe zum Trommelfell ist für die auditive Wahrnehmung eine vergleichsweise geringe Schallenergie nötig, was zu einer langen Nutzungsdauer führt. Die Grundanpassung erfolgt ebenso beim Akustiker. Bei Nachlassen der Batterie wird ein komplett neues Hörgerät eingesetzt, welches in einem Abo (fester Kostenbetrag je Monat und Ohr) bezogen werden kann.

Kontralaterale Signalweiterleitungshörgeräte

Kontralaterale Signalweiterleitungshörgeräte (CROS) sind für Schwerhörige mit einseitigem Hörverlust oder Taubheit bestimmt. Eine CROS-Versorgung (contralateral routing of signals) bedeutet, dass das Mikrofon vom Hörgerät getrennt und auf der anderen Seite des Kopfes angebracht wird. Der Schall (Geräusche und Sprache) wird so auf die Seite des normal hörenden Ohres gesendet.

Die BICROS-Versorgung (bi- und contralateral routing of signals) ist das zusätzliche Senden des Schalls von dem einen Ohr zum anderen, besser hörenden Ohr, das mit einem Hörgerät versorgt ist.

Kosten

Die gesetzlichen Krankenkassen decken die Kosten eines einfachen Hörgeräts nach entsprechenden Vorsorgeuntersuchungen (Hörtests) mit einem Festbetrag. Dieser wird oft überschritten, wenn zusätzliche Funktionen und Ausstattung genutzt werden wollen. Diese können dann gegen einen Aufpreis in Betracht gezogen werden. Jeder Akustiker muss für Kassenpatienten zuzahlungsfreie Hörgeräte anbieten. Sie ermöglichen bei leichtem bis mittlerem Hörverlust meistens einen sehr guten Hörausgleich.

Fragen Sie bei Ihrer privaten oder gesetzlichen Versicherung (Krankenkasse) nach, inwieweit die Kosten übernommen werden, wenn Sie eine Hörgeräteversorgung in Betracht ziehen.

Es gibt auch Zusatzversicherungen. Beispielsweise bieten private Zusatzversicherungen Leistungen wie medizinische Hilfsmittel, zu denen auch Hörgeräte gehören können. Sie ergänzen dann beispielsweise Festbeträge der Krankenkassen bis zu einem bestimmten Höchstbetrag. Bitte informieren Sie sich, ob eine Zusatzversicherung für Sie in Frage kommt.

Viele Hörgeräteakustiker bieten die Möglichkeit von Ratenzahlungen an. Prüfen Sie, ob diese Zahlungsmöglichkeit für Sie von Nutzen ist oder ob beispielsweise eine Komplettzahlung oder ein Bankkredit die bessere Lösung ist.

Das Cochlea-Implantat

Hörgeräte sind für viele Menschen mit einem Hörverlust sehr hilfreich. Mit zunehmendem Hörverlust kommen leistungsstarke Hörgeräte an ihre Grenzen, denn Hörgeräte bearbeiten und verstärken den Schall. Wenn eine hochgradige Innenohrschwerhörigkeit vorliegt, kann der Schall nicht mehr optimal aufgenommen werden. Dann hilft auch eine erhöhte Lautstärke nicht weiter. In diesem Fall kann ein Cochlea-Implantat (CI) (cochlea: lateinisch für Hörschnecke) sinnvoll sein.

Das CI ist eine elektronische Hörprothese, die bei defekten Innenohrzellen den intakten Hörnerv elektrisch stimuliert, so dass Sprachverstehen möglich ist. Anders ausgedrückt: Die Voraussetzung für die Implantation eines Cochlea-Implantats ist, dass die Hörschädigung auf einem Ausfall der Sinneszellen (der Haarzellen) in der Cochlea (Hörschnecke) beruht und dass die Funktion des Hörnervs erhalten ist. Somit umgeht das Cochlea-Implantat den geschädigten Bereich des Ohres. Es kommt bei Personen mit hochgradigem Hörverlust bis zu völliger Taubheit (Innenohrschwerhörigkeit) zum Einsatz. In einem Hybridmodus ist die Nutzung des Resthörvermögens möglich. Ein Hörgerät versorgt den Bereich mit einem vorhandenen Restgehör und das CI versorgt die Frequenzen oder den Bereich des Hörens, in denen bzw. dem eine Taubheit vorliegt.

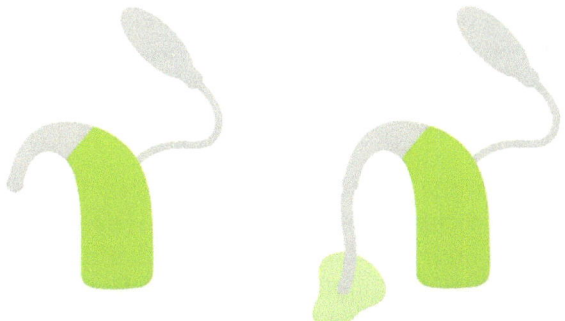

Das Cochlea-Implantat (CI), rechts mit Hybridlösung

Mit einem CI kann beispielsweise Sprache wieder verstanden und auch mit Nebengeräuschen kommuniziert werden. Alltagsgeräusche (Vogelgezwitscher, Kinderrufe etc.) können wieder gehört und es kann wieder telefoniert und Musik gehört werden. Taub geborene Kinder können ihre Sprachfähigkeit bei einer frühen Versorgung entwickeln.

Es gibt mittlerweile viel Zubehör, um beispielsweise kabelloses Telefonieren oder Musikhören zu ermöglichen. Zudem gibt es Zubehör für den Bade- und Schwimmspaß. Informieren Sie sich beim jeweiligen Hersteller, was es alles gibt und was vielleicht in Kürze auf den Markt gebracht wird.

Im Internet gibt es viele Simulationen, wie sich das Hören mit einem CI anhört. Sie geben Ihnen vielleicht einen Hinweis und ein Gefühl, wie es sich anhören könnte. Geben Sie einfach „CI-Simulation anhören" in Ihre Suchmaschine ein und probieren Sie den ein oder anderen Link, um sich einen Eindruck zu verschaffen.

Funktionsweise

In einem gesunden Ohr reizen ca. 25.000 Haarzellen den Hörnerv. Bei einem Cochlea-Implantat übernehmen das bis zu 22 Elektrodenpaare. Mit Training wird sich das Hören mit einem CI immer natürlicher anhören, sobald das Gehirn sich beispielsweise an das alte Hören erinnert und damit das neue Hören verbindet.

Ein Cochlea-Implantat (CI) besteht aus zwei Teilen, dem eingesetzten **Implantat** und dem außen getragenen **Soundprozessor**.
Das **Implantat** wird operativ eingesetzt, wobei eine Elektrode direkt in die Hörschnecke (lateinisch cochlea) eingeführt wird.
Der äußere **Soundprozessor** (Sprachprozessor) wird direkt mit einem Magneten am Kopf platziert oder wie ein Hinter-dem-Ohr-Hörgerät getragen.

Über mehrere Mikrofone werden die Höreindrücke (Schallwellen) aufgenommen und zum Sprachprozessor weitergeleitet. Dieser wandelt die Schallwellen in digitale Signale um. Die Sendespule überträgt dann die digitalen Signale durch die Haut zum Implantat. Die Signale werden über die in der Hörschnecke eingesetzten Elektroden weitergeleitet, die wiederum die Hörnerven stimulieren. Das Gehirn versteht die Signale als Sprache und Geräusche.

Cochlea-Implantat

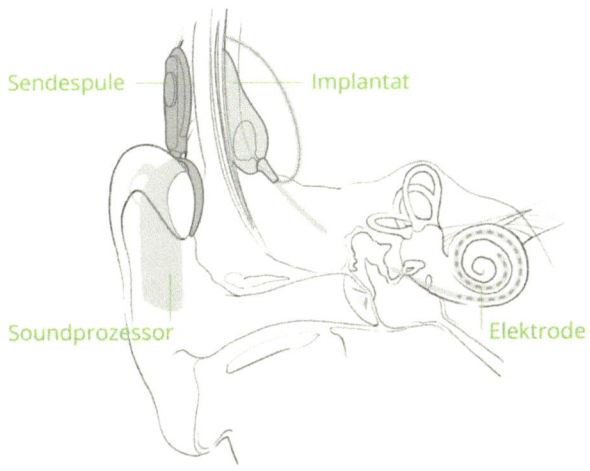

Funktionsweise CI

Als **Hybridfunktion** wird die Kombination aus einem Cochlea-Implantat und einem Hörgerät bezeichnet. Ein Cochlea-Implantat mit Hybridfunktionalität funktioniert wie ein Cochlea-Implantat mit einem zusätzlichen Hörgerät. Beispielsweise sendet der Soundprozessor die niedrigen Frequenzen (tiefe Töne) an das Hörgerät, das die Töne verstärkt, und die höheren Frequenzen (hohe Töne) an das Cochlea-Implantat, das den Hörnerv stimuliert. Das Gehirn kombiniert dann die Signale als Sprache und Geräusche.

Manche CI-Hersteller kooperieren mit einem jeweiligen Hörgerätehersteller. Informieren Sie sich. Die Vorteile sind abgestimmtes Zubehör, gemeinsame Bedienung etc.

Kosten

In der Regel werden alle Kosten für die Versorgung mit einem Cochlea-Implantat und alle dazugehörigen Untersuchungen von den meisten gesetzlichen und privaten Krankenkassen übernommen. Bei einer Hörminderung auf beiden Ohren kann die bilaterale (beidseitige) Versorgung mit einem Cochlea-Implantat sinnvoll sein, da z.B. das Richtungshören verbessert oder überhaupt erst wieder möglich wird.

Alternativen

Neben Hörgeräten und Cochlea-Implantaten gibt es eine Reihe weiterer Alternativen. Einige stellen wir Ihnen jetzt vor.

Knochenleitungssysteme

Knochenleitungssysteme nehmen Schallwellen auf, verstärken diese und wandeln diese in Vibrationen um. Diese Vibrationen werden über den gesamten Schädel weitergeleitet. Die Folge ist, dass die Flüssigkeit, die sich im Innenohr befindet, in Bewegung gesetzt wird. Durch diese Bewegung werden wiederum die Hörzellen in der Hörschnecke (Cochlea) gereizt, die die Schallinformation (z.B. Töne oder Sprache) an das Gehirn senden. Somit werden jegliche Hindernisse im Mittel- und im Außenohr umgangen. Eine Voraussetzung ist, dass das Hörvermögen der Hörschnecke nicht beeinträchtigt ist.

Ein Knochenleitungshörgerät kann lose (beispielsweise durch ein Stirnband oder angeklebt) am Kopf getragen werden oder die Schwingungen werden über eine magnetische oder Schnappkupplung auf das im Schädelknochen eingesetzte Implantat übertragen.

Knochenleitungssysteme eignen sich bei einer Schalleitungs-, einer kombinierten oder einer einseitigen Schwerhörigkeit. Sie können zudem eingesetzt werden, wenn Personen keine konventionellen Hörgeräte hinter oder im Ohr tragen können. Bei Menschen mit einseitigem Hörverlust überträgt das Knochenleitungssystem beispielsweise Töne an das besser hörende Ohr. Der Vorteil eines Knochenleitungsimplantats ist es, dass ich es ohne eine Operation ausprobieren kann.

Die Funktionsweise von knochenleitenden Hörhilfen führt nicht zum gleichen Ergebnis wie konventionelle (Luftleitungs-)Hörgeräte. Das Gehirn analysiert die Signale von jedem Ohr, um beispielsweise festzustellen, woher Klänge kommen und um Sprache aus Geräuschkulissen herauszufiltern. Knochenleitungssysteme stimulieren gleichzeitig die Hörschnecken beider Ohren. Damit gehen wichtige Anhaltspunkte für das Gehirn verloren oder werden reduziert. Inwieweit sich das auf das allgemeine Hör- und Verstehvermögen auswirkt, hängt von vielen Faktoren, einschließlich der Art und dem Schweregrad des Hörverlusts, ab.

Knochenleitungsimplantate

Beim Knochenleitungsimplantat wird ein kleines Titanimplantat innerhalb des Mittelohres eingesetzt. Es ersetzt oder unterstützt die Schallübertragung der drei Gehörknöchelchen.

Mittelohrimplantate

Ein Mittelohrimplantat ist eine voll implantierbare, unsichtbare Hörlösung. Das Mittelohrimplantat nimmt Töne auf, verstärkt diese und sendet diese an einen Aktuator weiter, der an den Gehörknöchelchen oder direkt am Runden (Ovalen) Fenster der Hörschnecke sitzt und die Cochlea durch mechanische Vibrationen stimuliert. Anders ausgedrückt: Implantierte Hörgeräte wirken direkt auf die Gehörknöchelchen im Mittelohr, welche den Schall an das intakte Innenohr weitergeben. Von dort aus leitet der Hörnerv ihn an das Gehirn weiter.

Mittelohrimplantate eignen sich für Personen mit einem mittel- bis hochgradigen Schallempfindungs- oder kombinierten Hörverlust.

Hirnstammimplantat

Ein Hirnstammimplantat ist für Personen geeignet, die beispielsweise eine Schädigung des Hörnervs aufweisen, wodurch eine vollständige Taubheit existiert. Beim Hirnstammimplantat werden die elektrischen Impulse direkt an den Hirnstamm geleitet und umgehen damit die Hörschnecke komplett. Das Gehirn interpretiert die Signale dann als Höreindrücke. Für bestimmte Personen ist es die einzige Möglichkeit, das Hören (wieder) herzustellen. Ein Sprachverstehen ist bei den meisten Personen allerdings nicht möglich.

Gebärdensprache

Neben Wegen der Hörverbesserung als notwendige Voraussetzung für die Lautsprache gibt es natürlich auch den Weg, durch andere Sprachformen zu kommunizieren. Eine Möglichkeit ist die Gebärdensprache.

Die Gebärdensprache ist eines der wichtigsten Kommunikationsmittel innerhalb der Gehörlosengemeinschaft und sie ist ein Mittel zur Identifikation mit der Kultur von Gehörlosen. Außerdem ist die Gebärdensprache für die Identität und Selbstfindung der einzelnen Gehörlosen von großer Bedeutung. Die Visualität der Gebärdensprache bietet Hörgeschädigten eine sichere Grundlage für alle sprachbezogenen Prozesse, so wie dies die Oralität (mündliche Überlieferung) für hörende Personen in der Lautsprache tut.

Ganz besonders wichtig ist die **Deutsche Gebärdensprache (DGS)** als leistungsstarkes und zugleich entspanntes Verständigungsmittel für die Gehörlosen untereinander.

Weitere Informationen und weitere Sprachformen befinden sich im Kapitel Sprachformen.

Weitere Alternativen

Die Technik und Forschung entwickeln sich weiter. Fragen Sie nach, recherchieren Sie, da nicht alle Möglichkeiten sofort der Allgemeinheit zur Verfügung gestellt werden, sondern erst einem ausgewählten Personenkreis. Vielleicht gibt es etwas Neues und vielleicht können Sie davon profitieren.

Hörreise

Schwerhörigkeit ist in unserer Gesellschaft sehr stark verbreitet. Vielleicht sind Sie auch betroffen oder Sie kennen jemanden, der Anzeichen eines Hörverlustes aufweist.

Sie haben die Chance, ihr Gehör zu überprüfen, sich zu informieren und sich beraten zu lassen.

Ihre persönliche Hörreise beginnt mit einer Analyse der Ausgangssituation:
- **Für mich: Wo befinde ich mich und was kann ich tun?**
- **Für andere: Wie kann ich unterstützen?**

Testen Sie Ihr Gehör oder ermutigen Sie andere dazu.
Der Startpunkt ist Hören. Wie gut oder schlecht hören Sie oder Ihr Bekannter? Wenn Sie glauben, dass Sie an einem Hörverlust leiden, sollten Sie umgehend einen HNO-Arzt oder einen Akustiker aufsuchen und Ihr Gehör testen lassen. Er kann Ihnen eine Diagnose stellen und Behandlungsmaßnahmen aufzeigen, wenn es notwendig ist.

Startpunkt

Mit einer Diagnose kann der Weg bestimmt und die Reise begonnen werden.

Viele Wege führen zum Ziel.
Wobei der kürzeste nicht immer der schnellste,
der einfachste nicht immer der sicherste und
der komfortabelste nicht immer der teuerste ist.
Entscheidend ist es, einen Lösungsweg zu finden,
der Ihren individuellen Anforderungen
und Ihren selbst gesetzten Prioritäten am nächsten kommt.

Selbst betroffen

Den meisten Hörgeschädigten fällt es schwer, sich in größeren Gruppen oder in Räumen mit hoher Lautstärke aufzuhalten. Sie ziehen sich immer mehr „in ihr Schneckenhaus" zurück. Zudem kostest es sie eine Menge Kraft und Energie, sich mit anderen zu unterhalten.

Manche Personen verheimlichen ihre Schwerhörigkeit und/oder es ist ihnen peinlich, darüber zu sprechen. Gerade im Berufsleben kann das zu einer hohen Belastung führen. Eine Selbsterkenntnis, dass jemand an einem Hörverlust leidet, reicht nicht aus. Beispielsweise wissen viele ältere Menschen, dass sie einen Hörverlust haben, aber sie leugnen und ignorieren es. Machen Sie einen Test und finden Sie es heraus.

Mein Kind oder Baby ist betroffen

Als Eltern ist es sehr wichtig, dass Sie auf das Gehör Ihres Kindes achten, weil das Hörvermögen einen sehr großen Einfluss auf die Entwicklung sozialer und kommunikativer Fähigkeiten Ihres Kindes hat.

Beispielsweise sollte die Eingewöhnung an Hörgeräte so schnell wie möglich geschehen, da ein unbehandelter Hörverlust das Lernvermögen und die Kommunikation Ihres Kindes und damit auch die Integration in ein soziales Umfeld negativ beeinträchtigen kann. Kinder gewöhnen sich in der Regel sehr schnell an ihr Hörgerät und das neue Hören.

Die meisten Kinder erleben einen vorübergehenden Hörverlust infolge einer Mittelohrentzündung oder durch zu viel Ohrenschmalz im Gehörgang. Hier sollte ein HNO (Hals-Nasen-Ohren)-Arzt das Ohr überprüfen und behandeln. Mittelohrentzündungen sind meistens sehr schmerzhaft und können zu dauerhaften Hörschäden führen. Ohrenschmalz dagegen ist ungefährlich, wenn dieses regelmäßig von einem HNO-Arzt entfernt wird. Vor allem sollte der Gebrauch von Ohrenstäbchen auf jeden Fall vermieden werden, weil das Ohr sehr leicht verletzt werden kann.

Sobald Sie Anzeichen einer Schwerhörigkeit entdecken, sollten Sie umgehend einen HNO-Arzt für eine Diagnose aufsuchen.

Ich kenne jemanden

Wenn Sie jemanden kennen, der an einer Schwerhörigkeit leidet, sollten Sie die betroffene Person unterstützen. Es fängt mit Verständnis an.

Vielleicht haben Sie bemerkt, dass diese Person sich verändert und immer mehr zurückzieht. Vielleicht spielen Scham, Angst und ein niedriges Selbstvertrauen eine weitere Rolle.

Sprechen Sie mit dieser Person und motivieren Sie diese, zum HNO-Arzt oder Akustiker zu gehen.

Entscheidungen treffen

Bevor Sie Ihre persönliche Hörreise antreten, sollten sie sich einige Gedanken machen, um die richtigen Entscheidungen zu treffen.

Was bedeutet Erfolg?

Es ist wichtig darüber nachzudenken, was Erfolg bedeutet, denn ansonsten werden Sie nie Erfolg haben oder erst im Nachhinein feststellen, dass etwas **erfolgt** ist. Zudem gewinnen wir Klarheit, was alles möglich ist oder was eben vielleicht unrealistisch ist.

Beispielsweise können wir uns informieren, ob ein Hörimplantat für uns die richtige Lösung ist. Wir klären uns auf und entscheiden uns für oder gegen etwas.

Zwei Erfolgsschlüssel als Grundvoraussetzung

Erster Schlüssel zum Erfolg: **Der Glaube an die Notwendigkeit zur Veränderung.** Wenn wir uns nicht ändern wollen oder keinen Sinn in einer Handlung sehen (z.B. ich informiere mich über das Thema Hören und Hörlösungen), dann können wir direkt an dieser Stelle stoppen. Da Sie bereits diese Zeilen lesen, hoffen und ermutigen wir Sie, dass Sie weiterlesen und damit bessere Entscheidungen treffen.

Zweiter Schlüssel zum Erfolg: **Haben Sie ein klares Ziel vor Augen.** Wenn wir uns Ziele setzen – am besten schriftlich –, ist der zweite Schritt getan. Je klarer wir das Ziel vor unseren Augen haben, desto leichter werden wir es erreichen. Jede kurze und lange Reise beginnt mit den ersten Schritten. Diese haben Sie bereits getan, weil Sie dieses Buch lesen. Gehen Sie ihren Weg mutig weiter.

3 Phasen zum Erfolg

Erfolgreiche Menschen durchlaufen meistens drei Phasen:

1. Sie haben ein klares Ziel vor Augen, beispielsweise: *„Ich will wieder gut hören können, um mit meinen Mitmenschen klar kommunizieren zu können."*
2. Sie definieren klare Aufgabenpakete und Zwischenziele, beispielsweise: *„Bis Ende des Monats habe ich einen Hörtest bei einem HNO-Arzt durchgeführt und mich beraten lassen."*

3. Sie investieren Zeit in die Aufgaben und Arbeitspakete, beispielsweise fragen Sie Bekannte und Freunde nach einem guten Akustiker, suchen diesen auf und machen einen Hörtest.

Bewusstes Handeln erfordert Wissen

Handeln setzt Entscheidungen voraus. Dazu möchten wir Ihnen ein paar Hilfestellungen mitgeben.

Um ein Ziel zu erreichen, müssen Sie sich erst einmal ein Ziel setzen, z.B.: Ich will mich soweit informieren und mir Wissen aneignen, dass ich mit meiner Frau/meinem Mann zusammen für unser taubes Kind entscheiden kann, ob ein Cochlea-Implantat (CI) als Behandlungsmöglichkeit sinnvoll ist.

Danach können Sie anfangen, Antworten auf ihre Fragen zu finden, und den für Sie richtigen Weg einschlagen.

Was kann Sie stoppen?

Letztlich gibt es nur drei Dinge, die Sie neben fehlendem Wissen stoppen können:

1. Angst
2. Schuldgefühle
3. mangelndes Selbstvertrauen

Diese drei Dinge verhindern, dass Sie so leben, wie Sie es wollen, beispielsweise im bestmöglichen Hörgenuss. Es geht darum, Angst und Schuldgefühle aus Ihrem Leben verschwinden zu lassen. Dabei entdecken Sie Ihren Lebenssinn und bauen parallel Selbstvertrauen auf, um weiterhin Ihr Leben so zu leben, wie Sie es wollen. Denken Sie daran: Sie gehen Ihren Lebensweg nur einmal. Erarbeiten Sie sich Ihr Vertrauen in sich selbst und gehen Sie Ihren eigenen Weg.

Die Wichtigkeit einer Entscheidung

Ein Mensch, der keine Entscheidungen treffen kann, verliert Vertrauen in sich selber. Wobei „keine Entscheidungen treffen" nicht möglich ist! Auch wenn Sie sich nicht entscheiden, haben Sie sich entschieden. Sie haben sich dafür entschieden, dass alles so bleibt, wie es ist.

Oder Sie haben die Unentschiedenheit gewählt. Dieser Zustand kostet sehr viel Energie. Er belastet Sie, weil Sie nicht frei sind und sich nicht bewegen können. Sie warten einfach bewusst und unbewusst ab, bis Sie zu einer Handlung gezwungen werden, „es nicht mehr anders geht". Dann wurde Ihnen die Entscheidung abgenommen.

Warum treffen Menschen keine Entscheidung?

Warum tun sich so viele Menschen damit schwer, eine Entscheidung zu treffen? Die Antwort ist einfach: Aus Angst vor einer falschen Entscheidung! Dabei gibt es das nicht! Sie haben sich für etwas entschieden und Sie werden nie wissen, wie Ihr Leben verlaufen wäre, wenn Sie sich anders entschieden hätten. Das ist nicht möglich! Wenn Sie eine Zeit lang nachdenken, werden Sie vielleicht feststellen, dass jede Entscheidung besser ist als gar keine.

Ein weiterer Grund, warum Entscheidungen schwerfallen, ist die Illusion, dass es leicht und ohne Schmerz gehen muss. Die ideale Entscheidung ist dann die, die sich aufdrängt, wenn es gar keine andere Wahl mehr gibt. Oft warten Menschen genau bis zu diesem Punkt. Dann gibt es aber keine Alternativen mehr und es handelt sich nicht um eine Entscheidung, sondern um eine Flucht zur letzten Möglichkeit. Erst wenn Sie Alternativen haben und bewerten, hat Ihre Entscheidung wirklich Kraft. Sie bereiten sich vor, Sie klären sich auf und Sie entscheiden sich mit Ihrem Herzen. Mehr geht nicht. Dann leben Sie mit Ihrer Entscheidung.
Beispielsweise warten Betroffene jahrelang, bis Sie sich für ein Cochlea-Implantat entscheiden, weil es keine andere Alternative mehr gibt.

Gesunder Menschenverstand und -kenntnis

Um bessere Entscheidungen zu treffen, sollten Sie auch Ihre Menschenkenntnis und Ihren gesunden Menschenverstand einbeziehen. Sie werden im Prozess der Entscheidungsfindung eine größere Klarheit bekommen, als wenn Sie direkt und ohne Wissen aus dem Bauch heraus entscheiden. Wenn Sie direkt und ohne Wissen eine intuitive Entscheidung treffen, dann können wichtige Aspekte komplett untergehen.
Sie entscheiden in letzter Instanz. Sie entscheiden, ob Sie beispielsweise einer Empfehlung eines Arztes folgen wollen.

Das Erkennen einer Herausforderung

Das Erkennen eines Problems (z.B. eines Hörverlusts) ist der erste Schritt zur Lösung. Wichtig ist, dass Sie das Problem an seiner Ursache, „der Wurzel angehen" und nicht nur die Symptome behandeln.

Was bedeutet das? Vielleicht haben Sie Schmerzen und nehmen Kopfschmerztabletten. Das hilft, aber löst die Ursache nicht. Sie bekämpfen nur die Symptome. Wenn Sie schlechter hören, können Sie beispielsweise laute Umgebungen (z.B. in einem Restaurant) meiden, dadurch „lösen Sie aber nicht Ihren Hörverlust".

Fragen Sie nach

Wenn Sie etwas nicht wissen, fragen Sie nach und sammeln Sie die fehlenden Informationen ein. Durch den Prozess der Informationseinholung werden Sie Ihre Fragen beantworten und wahrscheinlich andere Fragen neu aufkommen. Das ist ein natürlicher Prozess. Er führt Sie zu Ihrer ganz persönlichen Entscheidung, z.B. für ein Hörgerät.

Die passende Lösung kann Zeit in Anspruch nehmen

Um die passende Lösung und Entscheidung für sich zu finden, dürfen Sie Zeit investieren. Das Ziel ist es, den Punkt zu finden, wo Sie alle nötigen Informationen haben, die für die Entscheidungsfindung wichtig sind. Dann brauchen Sie keine Zeit mehr für die Informationsgewinnung verschwenden, sondern können sich der direkten Entscheidungsfindung widmen.

Die Auswahl einer Lösung:

Vielleicht haben Sie bereits viele Wahlmöglichkeiten gesammelt (z.B. Implantat, Hörgerät, nichts tun, fünf Jahre warten und auf einen medizinischen Fortschritt hoffen, Gebärdensprache erlernen, Lippenlesen erlernen, einen Sprachcomputer anschaffen etc.).

Diese Wahlmöglichkeiten werden im Laufe der Informationssammlung reduziert. Zum Schluss entscheiden Sie sich für eine Lösung.

Wenn Sie sich beispielsweise entscheiden, ein Hörgerät zu kaufen, könnten Sie drei Hörgerätehersteller mit beispielsweise jeweils zwei Hörgeräten genauer unter die Lupe nehmen. In unserer Infothek mit unseren Checklisten finden Sie Entscheidungskriterien für eine Hörgerätewahl.

Welche Konsequenzen gibt es?

Manchen Personen hilft es auch, die möglichen Konsequenzen (positive und negative) für einen selbst und andere aufzuschreiben. Allein das Aufschreiben bringt oft Klarheit, in welche Richtung die Lösung geht.

Folgend ein vereinfachtes Beispiel: Ich will mir ein Hörgerät kaufen. Welche Konsequenzen kommen auf mich und andere zu?

Ich will mir ein Hörgerät kaufen.	Positiv	Negativ
Für mich	Ich kann wieder besser hören und dadurch viel besser an Gesprächen teilnehmen.	Ein passendes Hörgerät kostet 1.500 Euro. Das kann ich mir zurzeit nicht leisten. Ich muss einen Kredit aufnehmen.
Für andere	Meine Freunde genießen es wieder, Zeit mit mir zu verbringen, weil ich nicht so laut beim Reden spreche und wieder Gesagtes verstehe.	Andere Personen bekommen wohl weniger Redezeit, weil ich jetzt wieder aktiv an Gesprächen teilnehmen kann und oft viel Redezeit einfordere.

Ob diese Konsequenzen der Wahrheit entsprechen, müssen und dürfen Sie selbst überprüfen. Ist das wirklich wahr? Das ist natürlich ein einfaches Beispiel und zeigt trotzdem sehr wertvolle Informationen auf. Viele Personen verdrängen das Thema Hörgerät aus vielerlei Gründen, weil sie vielleicht denken, dass sie abgelehnt werden. Sie haben Angst. Manchmal kann man diese Angst nur überwinden, indem man sie zulässt und es einfach ausprobiert. Bei einem Implantat kann der Hörgewinn sehr groß sein. Auf der anderen Seite bedeutet jede Operation unter Vollnarkose auch ein Risiko. Hier kann es helfen, alle positiven und negativen Konsequenzen aufzuschreiben und diese für sich selbst zu bewerten.

Wie kann „Netzwerken" bei einer Entscheidung unterstützen?

Wir haben z.B. mehrere Möglichkeiten, eine Frage zu beantworten, z.B. „Welches Hörgerät oder welche Hörlösung ist für mich die beste?".

Wir können die Fragen selbst beantworten und den Weg gehen, wenn wir uns sicher sind. Oder wir bitten Personen (unser Netzwerk) um Rat und Unterstützung, wenn wir noch keine Klarheit haben.
Entscheidend ist, dass Sie Ihr persönliches Netzwerk aktivieren und ausbauen, mit Personen, die Sie direkt bei Ihrem Anliegen unterstützen können. Personen, die Sie kennen, mögen und denen Sie vertrauen.

Wir **Netzwerken** jeden Tag im Alltagsleben und es funktioniert sehr gut. Wir tauschen uns aus:

- Wo warst Du im Urlaub?
- Welches ist das beste Restaurant in der Stadt?
- Was kannst Du mir empfehlen?

Oft jedoch nutzen wir unsere Netzwerkkompetenz nicht, beispielsweise wenn es um berufliche Dinge geht (z.B. Kannst Du mir einen Job empfehlen? Wo finde ich den besten Job? Was verdienst Du?). Oder wenn wir Unterstützung brauchen, wenn wir einen Hörverlust haben.

Wir empfehlen: Nutzen Sie Ihr Netzwerk für Ihr Anliegen. Beispielsweise: Wo finde ich den besten Arzt für mein Anliegen? Welcher Akustiker ist vertrauenswürdig und kann mir weiterhelfen? Je offener wir unsere Ziele und Wünsche und unser Anliegen präsentieren, desto schneller werden wir die richtigen Kontakte finden, um unsere persönliche Entscheidung zu treffen.

Basiswissen Netzwerken: Wie man mit sich selbst und anderen umgehen darf. Es gibt einige Eigenschaften (Charakterzüge), die Ihnen direkt helfen, Ihr Netzwerk aufzubauen und Ihre persönlichen Ziele zu erreichen.

Folgende Verhaltensweisen unterstützen Sie dabei, Ihre Ziele zu erreichen, sich aufzuklären, Informationen zu sammeln, sich Wissen anzueignen, Entscheidungen zu treffen und dementsprechend zu handeln.

- **Stellen Sie Fragen:** Beispielsweise überlegen Sie sich vorher die wichtigsten Fragen.
- **Zuhören:** Hören Sie hin, hören Sie zu und verstehen Sie, dann ist es an der Zeit, verstanden zu werden. Nicht vorher. Seien Sie offen für das, was Ihr Gesprächspartner sagt.
- **Dokumentieren:** Machen Sie sich Notizen. Wie auch immer, Sie dürfen sich manche Informationen merken, auf deren Grundlage Sie später Entscheidungen treffen. Sie werden merken, dass, wenn Sie sich Notizen machen, Ihre Entscheidung schneller getroffen werden wird, weil Sie sich intensiv mit Ihrer Situation beschäftigen.

In Ihrem Netzwerk und auf Ihrer Reise, Ihre Antwort auf Ihre persönliche Fragestellung zu finden (z.B.: Soll ich mich operieren lassen oder was soll ich generell gegen meinen Hörverlust tun?), haben Sie mit verschiedenen Personen zu tun, die Sie kennen und die Sie kennen lernen werden.

Sonstiges zur Entscheidungsfindung

Manchmal gibt es eine klare Entscheidung, manchmal nicht. Oft hilft es, alle Informationen zu sammeln und eine Nacht darüber zu schlafen, um z.B. eine Diagnose eines Arztes sacken zu lassen. Manchmal braucht man etwas länger. Wir empfehlen, sich mit der Sache auseinanderzusetzen und sich dann für oder gegen etwas bewusst zu entscheiden.

Die Entscheidungsanalyse wird nicht das Problem lösen (z.B., dass sie gehörlos sind). Das Ziel ist es, einen klaren Blick über die Ausgangssituation zu bekommen und über den Tellerrand zu schauen, Lösungen zu identifizieren und zu bewerten, um dann bessere Entscheidungen zu treffen. Manchmal ist es viel wichtiger, sich eines Problems (z.B. „Ich kann schlecht hören!") bewusst zu werden. Die Lösung ist dann oft nur noch eine Frage der logischen Vorgehensweise.

Vielleicht helfen Ihnen auch die weiteren Fragen:
- Verstehe ich etwas falsch?
- Wen sollte ich in meinen Entscheidungsprozess miteinbeziehen?
- Habe ich mich genug informiert, um eine Entscheidung zu treffen?
- Wie viel Zeit will ich in die Entscheidung investieren?
- Welche Methoden helfen mir bei meiner Entscheidungsfindung

Hörgerätereise

Ein Hörgerät kann man auf einfache Weise, relativ schnell und unkompliziert erhalten. Den meisten Menschen fällt die Einsicht schwer, dass Ihr Gehör nachgelassen hat und sehr wahrscheinlich behandelt werden müsste. Ist diese Einsicht aber gefallen, unterstützen und beraten Akustiker für die passende Hörgerätelösung.

In Deutschland gibt es neben vielen Einzelakustikern auch überregionale Anbieter, wie Amplifon, Geers, Fielmann, Iffland, Kind und Seifert. Auf die einzelnen Vor- oder Nachteile wird hier nicht eingegangen.

Hörtest, Diagnose und Beratung

Beim ersten Anzeichen eines Hörverlustes sollten Sie einen Akustiker oder einen HNO (Hals-Nasen-Ohren)-Arzt aufsuchen und einen Hörtest durchführen. Es wird ein Audiogramm erstellt, welches den Grad Ihres Hörverlusts für jedes Ohr einzeln aufzeigt. Es beginnt mit dem Hörvermögen einzelner Töne. Danach wird das Sprachverständnis ermittelt. Beispielsweise kann sich das Ergebnis bei älteren Personen für beide Tests stark unterscheiden.

Wenn Sie den Hörtest beim Akustiker machen und sich herausstellt, dass Sie einen Hörverlust aufweisen, folgt immer der Gang zum HNO-Arzt. Benötigen Sie ein Hörgerät, erhalten Sie von Ihrem HNO-Arzt eine Verordnung, die der Akustiker bei Ihrer Krankenkasse geltend machen kann. Nur mit dieser Verordnung zahlen die Krankenkassen einen Anteil an den Hörgeräten.

Ihr Akustiker oder auch HNO-Arzt wird Sie beraten und erklären, was Sie von Hörgeräten erwarten können. Wichtig ist, dass Sie die unterschiedlichen Hörgerätearten mit ihren Vor- und Nachteilen kennen lernen, bevor Sie sich für eine Lösung entscheiden.

Wenn ein Hörverlust auf beiden Ohren vorhanden ist, wird Ihr Akustiker Ihnen wahrscheinlich zwei Hörgeräte empfehlen. Er wird Sie ebenso beraten, wenn Ihr Hörverlust fortgeschritten ist und beispielsweise mit dem alten Hörgerät nicht mehr ausgeglichen werden kann. Hier ist eventuell ein neues, leistungsstarkes Hörgerät empfehlenswert.

Ein guter Akustiker berücksichtigt dabei auch Ihre persönlichen Bedürfnisse und Ihr Budget. In der Beratung haben Sie auch die Möglichkeit, über Ihre Hörprobleme, beispielsweise in bestimmten Situationen wie bei Konzertbesuchen oder in Gesprächen mit Freunden und Bekannten, zu berichten. Somit kann Ihr Akustiker Sie individuell bedienen.

Anpassung und Abstimmung

Ihr Akustiker wird Ihnen Hörgeräte zum Probetragen vorschlagen und diese dann nacheinander an Ihre Bedürfnisse und Ihr Hörvermögen anpassen und Sie auf Ihre Hörfähigkeit testen. Somit haben Ihr Gehör und Ihr Gehirn die Chance, sich schnell an die „neue" natürliche Klangwelt zu gewöhnen. Zudem wird er Sie in die Bedienung des jeweiligen Hörgerätes einweisen. Jedes Hörgerät muss individuell auf Sie eingestellt und angepasst werden. Beispielsweise lernen Sie, wie man die Lautstärke regulieren kann.

Sie sollten das Hörgerät täglich und dauerhaft tragen, damit sich Ihr Gehör und Gehirn schnell daran gewöhnen können. Das gilt besonders für die Probezeit, wenn Sie das Hörgerät ausprobieren und feststellen können, ob dieses für Sie in den verschiedensten Situationen geeignet ist. Manche Personen tragen das Hörgerät nur für ein paar Stunden am Tag. Hier ist es schwieriger, sehr gute Resultate zu erzielen. Sinnvoll ist es auch, die Hörgeräte in den unterschiedlichsten Situationen (Kinobesuch, Gespräche, Veranstaltungen etc.) zu testen.
In den Wochen der Probezeit und danach lernen Sie, sich an Ihr neues Hörsystem und an das „neue" Hören zu gewöhnen. Möglicherweise werden Sie wieder Geräusche hören (z.B. Vogelzwitschern), die Sie jahrelang nicht gehört haben. Schreiben Sie Ihre Erfahrungen auf, damit Ihr Akustiker Ihre Geräte noch besser einstellen kann.

Nach der Probezeit haben Sie in der Regel mehrere Geräte getestet und einen guten Eindruck über die Leistungsmöglichkeiten bekommen. Sie entscheiden sich für ein Gerät oder möglicherweise für ein weiteres, wenn Sie noch nicht zufrieden sind. Die meisten Akustiker gewähren eine Probezeit von mindestens 30 Tagen, so dass Sie die Hörgeräte so viel wie möglich unter unterschiedlichsten Bedingungen testen können.

Dann entscheiden Sie sich. Die Tipps und Kompetenzen aus der Vorbereitungsphase der Hörreise werden Sie dabei unterstützen.

Nachsorge

Mit dem Kauf eines Hörgerätes hört die Hörreise natürlich nicht auf. Oft verändern sich Ihre Hörbedürfnisse mit der Zeit. Regelmäßige Nachuntersuchungen und Hörmessungen geben Klarheit über Ihr Hörvermögen. Der Vorteil moderner Hörgeräte liegt auch darin, dass diese problemlos neu eingestellt und je nach Änderung Ihres Hörvermögens angepasst werden können.

In der Regel vereinbart Ihr Akustiker nach einigen Wochen nach Kauf der Hörgeräte einen weiteren Termin, um Ihre Hörfortschritte (Geräusche, Töne und Sprache) zu messen und zu testen. Je nach Bedarf führt er dann eine Feinabstimmung durch. Möglicherweise gibt er auch weitere Tipps zur Pflege und Anwendung, wie Sie am besten von den Hörgeräten profitieren können.

Die Gewöhnung an ein Hörgerät nimmt Zeit und Geduld in Anspruch. Es kann durchaus eine Weile dauern, bis sich Ihr Gehör und Gehirn an die neuen Geräusch- und Sprachinformationen gewöhnt haben.

Wissenswertes über Hörgeräte

Hörgeräte sind wertvolle Hörunterstützer. Jedoch dürfen auch die Grenzen erkannt werden. Hörgeräte stellen nicht das vielleicht ursprüngliche Hörvermögen her oder filtern alle Hintergrundgeräusche heraus. Wichtig ist, dass Sie zusammen mit Ihrem Akustiker die Hörgeräte optimal einstellen. Dieses Potential wird von vielen Personen nicht genutzt.

Es kann durchaus etwas Zeit in Anspruch nehmen, bis Sie sich an die Hörgeräte gewöhnt haben. Bei manchen geht es schneller, bei manchen Personen dauert es etwas länger. Ein Hörtraining kann Sie bei der Eingewöhnung unterstützen. Sie lernen dabei, wie Sie die Hörgerätetechnik optimal einsetzen können. Die Nachbetreuung beim Akustiker geht auch nach dem Hörgerätekauf weiter.

Hörgeräte können das Leben von Betroffenen erheblich erleichtern. Manchen Schwerhörigen ermöglichen Hörgeräte erst überhaupt wieder im Beruf zu arbeiten oder gemeinsame Aktivitäten mit der Familie oder Freunden durchzuführen.

Wenn Ihr Hörverlust sehr weit fortgeschritten ist, so dass Hörgeräte nicht mehr ausreichen, kann vielleicht ein Hörimplantat weiterhelfen.

Die passende Hörgerätetechnologie

Moderne Hörgeräte haben eine Vielzahl von Funktionen und Einstellmöglichkeiten, so dass es für Betroffene mehrere Möglichkeiten von verschiedenen Technologien gibt. Ihr Akustiker wird Sie bei der Auswahl der für Sie richtigen Technologie unterstützen. Ihre Höranforderungen, Ihre Hörbedürfnisse und -vorlieben sowie auch Ihr finanzieller Rahmen spielen dabei eine Rolle. Beispielsweise unterscheiden sich Hörgeräte in verschiedenen Preissegmenten durch Tragekomfort, Funktionalitäten, Sprachprogramme und manchmal auch in der Klang- und Sprachqualität.

Folgende Funktionalitäten können Vorteile in anspruchsvollen Situationen bieten:

Fokussierung: Manche Hörgeräte bieten Programme zur Fokussierung auf Ihren Gesprächspartner. Es gibt Programme, die fokussieren sich automatisch auf die Stimme Ihres Gesprächspartners und blenden die Hintergrund-geräusche aus. Die Mikrofone des Hörgerätes richten sich nach der Stimm-quelle aus. Das kann beispielsweise in einem Restaurant mit lauter Geräusch-kulisse von Vorteil sein. Ein anderes Beispiel ist das Autofahren, wo sich das Mikrofon nach dem Beifahrer oder Mitfahrer auf der Rückbank ausrichtet. Wie gut das funktioniert, müssen Sie ausprobieren.

Telefonfunktionen: Es gibt Hörgeräte, die bestimmte Telefonierfunktionen aufweisen. So kann die Stimme beispielsweise direkt über das Hörgerät ver-stärkt werden oder auch auf ein zweites Hörgerät an Ihrem anderen Ohr über-tragen werden. Zeitgleich werden Hintergrundgeräusche ausgeblendet.

Windgeräuschunterdrückung: Moderne Hörgeräte verfügen über eine Rauschunterdrückung bei Windgeräuschen und verbessern dadurch deutlich die Sprachverständlichkeit.

Drahtlosfunktionalitäten: Moderne Hörgeräte verfügen über drahtlose (wireless) Verbindungsmöglichkeiten zu verschiedenen Geräten (Smart-phone, MP3-Player etc.). Zudem gibt es beispielsweise leistungsstarke Mik-rofone in einem Zusatzgerät, das direkt am Körper oder der Kleidung eines Sprechers angebracht werden kann und die Stimme aus mehreren Metern Entfernung an die Hörgeräte übertragen kann.

Definieren Sie Hörziele

Definieren Sie Hörziele, damit Sie überprüfen können, um wie viel besser Sie mit einem Hörgerät hören können oder in welchen Situationen eine an-dere Einstellung möglicherweise weiterhelfen kann. Manche Kunden legen beispielsweise einen großen Wert darauf, Ihre Arbeitskollegen zu verstehen, manche wollen besser das Fernsehen verstehen oder manche legen Wert auf Hören in ruhiger Umgebung. Manche Kunden treiben Sport und haben be-sondere Bedürfnisse (z.B. extrem fester Sitz des Hörgerätes).

Überlegen Sie schon vor einem Gespräch mit einem Akustiker, wann Sie der Hörverlust besonders stört und in welchen Situationen Sie unbedingt besser hören wollen. Die Checklisten im Anhang geben Ihnen hierzu eine Hilfestel-lung.

Preisdruck vermeiden

Die Praxis zeigt, dass Personen mit teuren Hörgeräten nicht zwangsläufig besser hören. Gerade bei einem leichten Hörverlust kann ein Standardhörgerät völlig ausreichen. Akustiker können auf eine mehr oder wenige subtile Art und Weise einen Preisdruck mit der Begründung ausüben, dass ein bestimmter Hörverlust ein bestimmtes Hörgerätepreissegment erfordert oder die Auswahl sehr gering ist oder Sie nicht damit zufrieden werden. Achten Sie auf Ihren Kostenrahmen und überprüfen Sie, ob eventuelle Zusatzfunktionen (z.B. Steuerung per Smartphone) wirklich einen Mehrwert für Sie haben.

Akustiker müssen Kassenpatienten mit einer ärztlichen Verordnung ein Hörgerät ohne Aufpreis anbieten, das dem aktuellen technischen Standard entspricht. Möglicherweise reicht ein Standardgerät völlig aus. Teure Hörgeräte verfügen beispielsweise über mehr Hörprogramme oder Richtmikrofone.

Hörgeräte im Alltag ausprobieren

Tragen Sie mindestens drei Hörgeräte zur Probe im Alltag für mindestens jeweils eine Woche. Nutzen Sie verschiedene Hörsituationen (Restaurant, Stadt, Gespräche) aus, um persönliche Erfahrungen mit Ihrem Hörgerät zu sammeln. Das erleichtert die Auswahl des Hörgerätes. Empfehlenswert ist auch, dass Sie Ihre Höreindrücke aufschreiben, um nachher besser vergleichen zu können. Die Bedienbarkeit und Nutzerfreundlichkeit der Hörgeräte sollten gegeben sein. Wollen Sie die Lautstärke selbst regulieren? Wollen Sie zwischen verschiedenen Hörprogrammen wählen können oder ist Ihnen ein automatischer Einstellmodus lieber? Die Beantwortung der Fragen im Alltag wird Ihnen den Weg zu Ihrem Hörgerät weisen.

Haftung für ein Probegerät

Der Hörgeräteanbieter haftet für ein Probegerät. Achten Sie darauf, dass Sie nicht die Haftung, beispielsweise durch Ihre Unterschrift auf einer Empfangsbestätigung, übernehmen.

Ein Kunde muss nur haften, wenn dieser in der Probezeit vorsätzlich oder fahrlässig mit dem Hörgerät umgeht, beispielsweise wenn dieser die Hörgeräte offen in der Garderobe eines Fitnessstudios herumliegen lässt.

Der Service ist im Kauf inklusive

Mit einem Hörgerätekauf ist die Versorgung nicht abgeschlossen. Die Anpassung der Hörgeräte sollte in regelmäßigen Abständen fortgeführt werden. So können die möglicherweise wechselnden Bedürfnisse des Kunden berücksichtigt werden. Ebenso müssen die Hörgeräte von Zeit zu Zeit gewartet und eventuell auch repariert werden. Nach einer Anpassungsphase können beispielsweise auch die Lautstärke oder andere Einstellungen angepasst werden. Ein Service- oder Scheckheft, in das Änderungen eingetragen werden, kann hier sehr sinnvoll sein.

Batterien oder Akku?

Hörgeräte brauchen Strom. Dafür sorgen Batterien oder Akkus. Das kostet Geld. Bitte überprüfen Sie, inwieweit Ihre Krankenkasse für die Kosten aufkommt. Je mehr die Hörgeräte den Schall verstärken müssen, desto höher ist der Energieverbrauch. Je kleiner die Hörgeräte ausgelegt sind, desto kleiner sind auch die Batterien und desto häufiger müssen diese gewechselt werden. Die Batterien können über Ihren Akustiker, einen Fachhandel oder über das Internet bezogen werden. Dort sind diese meistens günstiger zu bekommen. Fragen Sie auch nach Sonderkonditionen oder Abos, die Ihnen einen Vorteil verschaffen könnten.

Überlegen Sie auch, ob ein Akku sinnvoll ist. Hier gilt zu beachten:

- Wie hoch ist die Lebensdauer des Akkus (Aufladezyklen)?
- Wie lange hält der Akku?
- Wie hoch sind die Anschaffungskosten?
- Wie lange muss der Akku aufgeladen werden?

Sie haben die Wahl

Durch den Anpassungsprozess beim Hörgerät sowie durch die kontinuierliche Nachsorge sind mehrere Besuche bei Ihrem Akustiker nötig. Es empfiehlt sich deshalb, einen Akustiker in Ihrer Nähe auszusuchen.

Sie sollten sich bei Ihrem Akustiker gut aufgehoben fühlen. Ist dies nicht der Fall oder haben Sie im Laufe der Versorgung Zweifel, dann steht es Ihnen frei, ihren Akustiker zu wechseln.

Ein Fazit

Jeder Akustiker ist auch auf Sie angewiesen. Ein Akustiker kann eine Vorauswahl aufgrund der Hörmessungen tätigen, aber auch Ihr subjektives Empfinden spielt eine entscheidende Rolle. Tragen Sie mehrere Hörgeräte mindestens eine Woche zur Probe, bevor Sie sich für ein Hörgerät entscheiden. Ihr Akustiker wird Sie beraten, ob Sie beispielsweise mit einem HdO (Hinter-dem-Ohr)- oder mit einem IdO (In-dem-Ohr)-Hörgerät besser aufgehoben sind.

Jede Lösung hängt von mehreren Faktoren, wie beispielsweise dem Hörvermögen, der Formung des Gehörgangs etc., ab. Und zum Schluss darf auch der Preis stimmen.

Cochlea-Implantat-Reise

Wenn Hörgeräte nicht mehr ausreichen, können Implantate weiterhelfen. Im Folgenden wird der Weg des CIs (Cochlea-Implantats) aufgezeigt. Dieser ist wegweisend auch für andere Implantatstypen.

Ein Cochlea-Implantat kann ein Leben verändern, weil Sie wieder hören und verstehen können. Von der ersten Diagnose bis zum neuen Hören gilt es, einige Schritte zu durchlaufen. Der Austausch mit Personen, die bereits den gleichen Weg gegangen sind, ist sehr hilfreich, um sich zu informieren und aufklären zu lassen und sicher auch emotionale Unterstützung zu holen. Eine realistische Einschätzung, was geht und was nicht geht, hilft, das Optimum aus den verschiedenen Implantatssystemen herauszuholen.

Diagnose und Überweisung

Der erste Schritt ist die Diagnose eines Hörverlusts. Ein starker Hörverlust lässt sich mit Hörgeräten nicht mehr ausgleichen. In diesem Fall sollten Sie Ihren Akustiker oder Ihren HNO-Arzt aufsuchen und die Möglichkeit einer CI-Versorgung besprechen. Ihr Arzt oder Akustiker kann beurteilen, ob Sie von einem CI profitieren könnten. Er überweist Sie direkt an eine spezialisierte Klinik für weiterführende Untersuchungen und Beratungen.

Voruntersuchung und Beratung

Die Klinik stellt anhand von Untersuchungen fest, ob für Sie ein CI in Frage kommt. Die Untersuchungen umfassen Hör- und Sprachtests, medizinische und radiologische Untersuchungen. Natürlich gehört auch das persönliche Beratungsgespräch dazu. Neben den audiologischen und medizinischen Voraussetzungen für eine CI-Versorgung wird auch Ihre persönliche Erwartung und Hörhistorie berücksichtigt.

Daraufhin wird unter Berücksichtigung aller Aspekte eine Empfehlung ausgesprochen und Finanzierungsfragen besprochen. Die Kosten werden grundsätzlich von der gesetzlichen Krankenkasse übernommen. Sie werden über den Ablauf informiert und ebenso werden die Vorteile und Risiken besprochen, bevor Sie einen Operationstermin erhalten.

Es gibt einige Kriterien für ein Cochlea-Implantat. Beispielsweise muss ein intakter Hörnerv vorhanden sein. Voruntersuchungen geben Aufschluss darüber.

Kriterien für ein Cochlea-Implantat
- schwerer bis vollständiger Schallempfindungsverlust
- Intaktheit des Hörnervs und des Hörzentrums im Gehirn
- keine medizinischen Einwände
- Motivation des Betroffenen
- ein Hörgerät reicht nicht mehr aus

Implantation

Wenn Sie für sich entschieden haben, den Weg einer Implantation zu gehen, wird der Operationstermin festgesetzt, an dem Sie operiert werden. In der Regel verläuft die Operation in Zusammenhang mit einem stationären Klinikaufenthalt für etwa eine Woche.

Der Eingriff erfolgt unter Vollnarkose und dauert in der Regel etwa zwei Stunden.

Erste Anpassung und Abstimmung

Nach zwei bis vier Wochen nach der Operation wird Ihr Soundprozessor zum ersten Mal aktiviert und schrittweise in den darauffolgenden Tagen an Ihre persönlichen Bedürfnisse angepasst. Ihr neues Hörleben beginnt. Jeder erlebt den ersten Moment der Aktivierung des Cochlea-Implantats individuell.
Am Anfang können Stimmen und Geräusche zunächst noch ungewohnt klingen. Ihr Gehirn braucht einige Zeit, um sich an die neuen Sinneseindrücke zu gewöhnen. Dieser Lernprozess verläuft umso schneller, je mehr man das Hören trainiert und sich auch in Geduld übt.

Nachsorge und Rehabilitation

Ein begleitendes Hörtraining unterstützt Ihren Lernprozess, besser zu hören und zu verstehen. Je früher Sie damit anfangen, desto besser. In regelmäßigen Abständen kontrolliert Ihr Audiologe Ihre Fortschritte und Ihre Cochlea-Implantats (CI)-Einstellungen und passt diese an Ihre Bedürfnisse an.
Das tägliche Training ist sehr wichtig, weil Sie sich an die neuen Höreindrücke gewöhnen dürfen und es etwas Zeit dauern kann, bis Sie den vollen Nutzen aus dem Implantat ziehen. Das Üben und Trainieren gehen einfach, beispielsweise durch:
- das direkte Verwenden des Implantats über den ganzen Tag und nicht nur für ein paar Stunden oder in bestimmten Situationen,
- lautes Vorlesen eines Textes,

- das Hören von Hörbüchern (vielleicht mit dem gleichzeitigen Lesen des gedruckten Buches) oder
- das Abspielen von bekannten Liedern, deren Text Sie genau kennen.

Mittlerweile gibt es auch viele Apps (Applikationen/Programme) auf Ihrem Smartphone, die Ihnen das Training erleichtern und Sie motivieren.

Durch die Einführung von sogenannten Remote-Care (Fernanpassungs)-Zentren (z.B. Ihr Hörgeräteakustiker), besteht die Möglichkeit für CI-Träger, direkt mit dem spezialisierten Hörzentrum verbunden zu werden. So können Ihre Einstellungen aus der Ferne angepasst werden, ohne dass Sie direkt die Reise zur entfernten Klinik antreten müssen.

Wissenswertes über Implantate

Die Hörleistung nach einer Implantation, beispielsweise mit einem Cochlea-Implantat (CI), ist von Person zu Person vom Sprachverständnis bis hin zum Musikgenuss unterschiedlich.

Die meisten Träger eines CIs weisen in der Regel ein gutes Sprachverständnis auf, welches sich im Laufe der Zeit durch Training weiter verbessert.

Gründe gegen eine CI-Versorgung

Eine Vorsorgeuntersuchung gibt Aufschluss darüber, ob ein Cochlea-Implantat (CI) sinnvoll ist. Beispielsweise ist das nicht der Fall, wenn ein leistungsstarkes Hörgerät noch ein gutes Sprachverständnis ermöglicht.

Wenn beispielsweise der Hörnerv über einen sehr langen Zeitraum hinweg nicht stimuliert wurde oder dieser kaputt ist, kann dieser eventuell elektrische Signale nicht mehr an das Gehirn weiterleiten.

Ein Cochlea-Implantat bringt zudem keine Hörbesserung, wenn die Ursache des Hörverlusts nicht im Innenohr liegt. Außerdem können schwierige chirurgische Voraussetzungen (z.B. die Elektrode kann nicht in die Cochlea eingeführt werden) gegen eine Implantation sprechen.

Mit einer CI-Versorgung allein ist es nicht getan. Das System (Soundprozessor) darf getragen werden und ein regelmäßiges Training sorgt für bessere Resultate. Wenn eine Person von vornherein ein Cochlea-Implantat nicht akzeptiert, sollte von einer Versorgung abgesehen werden.

Weiterentwicklung

Die vorhandenen Implantatssysteme entwickeln sich durch den technologischen Fortschritt stetig weiter. Der Soundprozessor kann beispielsweise nach bestimmten Zeitabständen, in der Regel nach fünf Jahren, erneuert und von der Krankenkasse bezahlt werden, wenn beispielsweise Ihr Sprachverständnis sich durch die neue Technik ständig verbessert.

Zudem können heutzutage moderne CI-Geräte untereinander und/oder mit Hörgeräten kommunizieren, um ein optimales Hören zu gewährleisten.

Ein Fazit

Von einem Cochlea-Implantat (CI) können Personen profitieren, die hochgradig schwerhörig oder ertaubt sind. Je früher das Implantat eingesetzt wird, desto größer sind die Hörerfolge. Wenn beispielsweise der Hörverlust mehrere Jahre zurückliegt, kann es vorkommen, dass auch ein CI keinen oder einen sehr geringen Nutzen bringt.

Fast alle CI-Nutzer verbessern Ihr Sprachverständnis mit einem CI und können dadurch beispielsweise wieder Ihre berufliche Karriere fortsetzen und wieder in das gesellschaftliche Leben eintauchen.

Spendenaufruf

Wir wünschen Ihnen ein schönes Leben im bestmöglichen Hörgenuss und hoffen, dass wir unser Anliegen rüberbringen konnten.

Wenn Sie uns unterstützen wollen, dann freuen wir uns über Ihre Spende, beispielsweise 10 Euro oder mehr, um unsere Aufklärungsarbeit weiter auszubauen.

Spendenkonto
Internationale Hörstiftung
M.M.Warburg & CO
IBAN: DE71 2506 0180 1000 2359 01
BIC: HALLDE2HXXX
Stichwort: einfach-dazugehoeren

Bitte geben Sie Ihre Adresse für einen Spendennachweis ein. Die Stiftung ist gemäß Freistellungsbescheid des Finanzamt Hannover Nord vom 08.05.2017 als gemeinnützig steuerlich anerkannt.

Wir danken Ihnen im Voraus.

Dr. Verena von Puttkamer
Vorstandsvorsitzende Internationale Hörstiftung

Dipl.-Ing. Andreas Frank, MBA
Hörgeräte- und Cochlea-Implantatträger

Anhang

Hier finden Sie eine große Auswahl an Wissen, das Sie direkt nutzen können. Viel Spaß beim Stöbern in dieser Schatztruhe. Sie können alle Tipps und Checklisten auch im Internet herunterladen:

www.einfach-dazugehoeren.de/downloadbereich/

All das Wissen, das Sie bei uns finden, ist ein Resultat von Personen, die sich mit viel Leidenschaft in die verschiedensten Themen über Jahre eingearbeitet haben. Wir haben versucht, dieses Wissen für Sie „bildhaft" zu machen, in Wort und Sprache und Visualisierungen, damit Sie einfacher Entscheidungen treffen können.

Der persönliche Kontakt auf Ihrer Reise sollte niemals fehlen, denn gutes Hören allein macht nicht glücklich, es ist auch der Austausch von Emotionen und Erfahrungen mit anderen Menschen. Unsere Aufklärungsseite ist frei! Sie können all das Wissen und die Kompetenzen kopieren und in die Welt hinaustragen. Es ist nicht nur geduldet, sondern erwünscht.

Kommunikation im Umgang mit Schwerhörigen

Sprechen Sie deutlich und natürlich

Sprechen Sie natürlich und deutlich. Es ist zwar gut gemeint – aber grundsätzlich falsch und für Hörgeräteträger unangenehm, wenn Sie in deren Anwesenheit besonders laut und langsam sprechen.

Üben Sie sich in Geduld

Nehmen Sie sich Zeit und achten Sie auf die Fortschritte Ihres Gesprächspartners beim Hören und Verstehen, wenn beispielsweise ein Hörgerät genutzt wird. Ermutigen Sie Ihren Gesprächspartner und üben Sie bitte nicht zu viel Druck auf die Person aus. Anpassung und Gewöhnung brauchen Zeit. Ebenso darf das Hören der Betroffenen aktiv trainiert werden. Jeder Mensch hat seinen eigenen Lernrhythmus, den es zu respektieren gilt.

Seien Sie ein guter Zuhörer und zeigen Sie Verständnis. Haben Sie Geduld und Sie werden direkt miterleben, wie ein Mensch mit Hilfe von Technologie Lebensqualität gewinnt.

Wecken Sie die Aufmerksamkeit Ihres Gesprächspartners

Machen Sie auf sich aufmerksam, bevor Sie zu sprechen anfangen. Indem sich Ihr Gesprächspartner auf Sie fokussieren kann, geben Sie ihm frühzeitig Gelegenheit, sich auf Sie zu konzentrieren.

Suchen Sie die Nähe Ihres Gesprächspartners

Ein kleiner Sprechabstand zu Ihrem Gesprächspartner ist eine wirkungsvolle Hilfe für eine verbesserte Kommunikation.

Halten Sie Blickkontakt

Schauen Sie Ihren Gesprächspartner an. Ihr Gesicht sollte immer zu Ihrem Gesprächspartner gerichtet sein. Das verbessert das Verständnis ungemein. Zudem beziehen manche Schwerhörige aus der Gestik (z.B. Mienenspiel, Lippenbewegungen) wichtige Informationen.

Seien Sie einfühlsam

Seien Sie einfühlsam gegenüber Ihrem Gesprächspartner. Schwerhörigkeit kann sehr schnell erschöpfen und die Konzentrationsfähigkeit kann nachlassen. Hören und Verstehen braucht Kraft. Seien Sie deshalb einfühlsam und erzwingen Sie kein Gespräch.

Halten Sie Grenzen ein

Jedes Gehör hat seine Leistungsgrenzen. Testen Sie diese aus, aber versuchen Sie nicht mit Gewalt, in allen Situationen hören zu wollen und zu können. Jedes normale Gehör und jedes Hörgerät haben ihre Grenzen. Das Hören mit Hörgeräten kann in akustisch schwierigen Situationen gelernt werden.

Beachten Sie Ihr Umfeld

Wenn Sie Ihr Umfeld beachten, können Sie laute Geräuschkulissen (z.B. jegliche Hintergrundgeräusche wie Staubsauger, laute Musik) vermeiden. Das hilft ungemein bei Ihrer Kommunikation.

Optimales Hören mit einem Hörgerät

Sie erzielen bessere Hörerfolge, wenn Sie den Umgang mit dem Hörgerät üben. Hören funktioniert über das Gehirn und das Gehirn muss manchmal auch erst wieder lernen, bestimmte Geräusche und Sprache einzuordnen. Somit werden viele Geräusche und Stimmen, auch die eigene, meistens als ungewohnt empfunden, wenn ein Hörgerät zum Einsatz kommt. Dieser Effekt verschwindet in der Regel nach kurzer Zeit. Die Bedienung des Hörgerätes darf ebenso erlernt werden.

Folgende Tipps können Ihnen beim Tragen eines Hörgerätes helfen:

- Nehmen Sie sich die Zeit, die Sie brauchen und üben Sie sich in Geduld. Manchmal erfahren Sie schnelle Trainingserfolge und manchmal dauert es ein wenig länger. Durchhalten wird meistens belohnt.
- Viele Personen nehmen bei einem Hörgerät wieder viele Störgeräusche, beispielsweise Vogelgezwitscher oder das Ticken einer Uhr, wahr und empfinden das als störend. Sie dürfen wieder lernen, bestimmte Geräusche auszublenden.
- Üben Sie, leiser zu sprechen, weil Sie ohne Hörgerät vielleicht immer sehr laut gesprochen haben. Das strengte an.
- Lassen Sie das Hörgerät als „Hörfreund" in Ihr Leben und tragen Sie es über den Tag hinweg, wie beispielsweise eine Brille. So gewöhnen Sie sich sehr schnell daran.
- Lauschen Sie den verschiedenen Klängen und identifizieren Sie diese. Sie üben somit, Ihre Aufmerksamkeit für bestimmte Klänge zu trainieren. Somit werden Sie auch zu einem guten Zuhörer. Erst hinhören, hören und verstehen und dann verstanden werden.
- Gehen Sie wieder raus in die Öffentlichkeit, sei es ein Park, ein Kino- oder Restaurantbesuch oder eine lebhafte Sportveranstaltung. In Diskussionen beispielsweise empfiehlt es sich, sich in der Nähe der sprechenden Person aufzuhalten und Störgeräuschen den Rücken zuzudrehen. In Restaurants kann es hilfreich sein, sich an die Mitte eines Tisches zu setzen, um in beide Richtungen gut hören zu können. Ein Tisch in einer Ecke kann zudem die Akustik verbessern.
- Suchen Sie sich vorab die für Sie besten Plätze aus. Vorbereitung zahlt sich aus, sei es im Restaurant oder im Kino. Rufen Sie beispielsweise vorher in einem Restaurant an und fragen Sie nach den ruhigsten Plätzen.

- Achten Sie auch auf den Kontext dessen, was gesagt wird, indem Sie den Sinn des Gesagten erfassen und verstehen und mögliche Hörlücken schließen können.
- Nutzen Sie angebotenes Zubehör (z.B. Drahtloslautsprecher zum Fernseher) und probieren Sie es einfach aus.
- Probieren Sie verschiedene Hörtrainings aus (z.B. gibt es eine Reihe von Apps oder CDs) und wählen Sie die für Sie beste Trainingsmethode aus.
- Manche üben lieber alleine, manche lieber in der Gruppe. Probieren Sie es aus.
- Halten Sie Ihren Akustiker auf dem Laufenden über Ihre Erfolge und versuchen vielleicht neue Hörgeräteeinstellungen.

Und bitte denken Sie daran: Auch Normalhörende verstehen nicht immer alles, sei es, dass sie unkonzentriert sind, sei es, dass sie nicht hinhören oder sei es auch einfach, dass es zu viele Störgeräusche gibt oder die andere Person nuschelt!

Ursachen einer Schwerhörigkeit

Ursachen einer Schallleitungsschwerhörigkeit (Störung der Schallübertragung)

1. bakterielle Außenohrentzündung
2. Ohrenschmalzpfropfen
3. Verstopfung des Gehörgangs durch Fremdkörper
4. Mittelohrentzündung (akut oder chronisch)
5. Loch im Trommelfell (z.B. durch eine Entzündung oder einen lauten Knall)
6. Verkalkung oder Defekt der Gehörknöchelchen
7. Missbildungen des Außen- und/oder Mittelohres

Mögliche Therapien (je nach Ursache und Schweregrad):

- Medikamente bei akuten Entzündungen (z.B. Ohrentropfen, Antibiotika, abschwellende Nasentropfen)
- Operation (z.B. hörverbessernde Operationen, Ersatz der Gehörknöchelchen)
- Spülungen
- Paukendrainage, Entfernung von Ohrenschmalz
- Hörgeräte
- knochenverankerte Hörgeräte
- Implantate (z.B. Mittelohrimplantate)

Ursachen einer Schallempfindungsschwerhörigkeit (Störung der Schallwahrnehmung)

1. Altersschwerhörigkeit
2. Lärm, beispielsweise:
   - Knalltrauma (Schädigung durch einen kurzen, sehr lauten Knall)
   - chronische Lärmeinwirkung, z.B. am Arbeitsplatz
3. Vergiftung des Hörnervs, z.B. durch Medikamente
4. Hörsturz
5. Schädelbruch
6. genetische Ursachen
7. Infektionen durch Viren oder Bakterien

Mein Moment

Die Erfahrungen anderer können uns helfen, Entscheidungen zu treffen und uns zu motivieren.

Auf der Website: **www.einfach-dazugehoeren.de/mein-moment/** finden Sie Weisheiten und Erfahrungsberichte, die Ihnen einen tiefen Einblick in das Leben von Personen geben, die den Mut haben, Ihre persönlichen Momente und was sie daraus gelernt haben der Welt zu zeigen.

Selbsthilfegruppen

Sie können auch Kontakt mit einer Selbsthilfegruppe aufnehmen. Den Kontakt kann das Krankenhaus, eventuell Ihr Akustiker und HNO-Arzt mitteilen oder Sie finden diesen auch sehr schnell im Internet, wenn Sie beispielsweise *„Selbsthilfegruppe Hören in Hannover"* in eine Suchmaschine (z.B. Google) eingeben. Vielleicht hilft Ihnen eine Selbsthilfegruppe weiter.

Selbsthilfegruppen bieten Unterstützung an.

Sie können:
- über ein bestimmtes Gebiet Erfahrungen weitergeben,
- weitere Kontakte zu verschiedenen Personen herstellen,
- ihre Erfahrungen über Krankenhäuser, Rehabilitationen, Untersuchungen, Operationen etc. weitergeben,
- Erfahrungen über Schwerhörigkeit im täglichen Leben sowie Tinnitus, Taubheit und vieles mehr weitergeben,
- über Hilfsmittel, Kostenaspekte, Recht etc. informieren.

Sie bieten:
- einen persönlichen Kontakt, wo man ungezwungen über Erfahrungen, Erfolge und Misserfolge sprechen kann und
- ein gemütliches Beisammensein, wo Betroffene und Interessierte Anteil nehmen können.

Ob eine Selbsthilfegruppe Ihnen helfen kann oder nicht, finden Sie am besten selbst heraus. Probieren Sie es einfach aus, wenn Sie Interesse haben.

Checklisten

Alle Checklisten und Informationsblätter können Sie auch im Internet auf unserer Aufklärungswebsite als PDF herunterladen:
www.einfach-dazugehoeren.de/downloadbereich/

Checkliste Krankenhaus

Haben Sie alles dabei?

Allgemeines (Dokumente etc.)

- ☐ Personalausweis
- ☐ Krankenversicherungskarte
- ☐ Privat-/Zusatz-Versicherte: Kostenzusage Versicherung
- ☐ EC-Karte
- ☐ Kleingeld für Cafeteria, Automaten, Krankenhauskarte für TV, Telefon, Internet

Medizinische Unterlagen

- ☐ Berichte Ihres Haus- und Facharztes
- ☐ Aktuelle Röntgen- und CT-Aufnahmen bzw. CDs/DVDs
- ☐ Medizinpässe (z.B. Allergie, Schrittmacher)

Medikamente und verordnete Dauerversorgung

- ☐ Vorrat Ihrer Standard-/ Dauermedikation

Persönliche Hilfsmittel

- ☐ Brille, Hörgeräte (mit genug Batterien)
- ☐ Nackenkissen, Schlafkissen
- ☐ Gehhilfen, Stock
- ☐ Keilkissen, Arthrosekissen
- ☐ Rollator, Rollstuhl
- ☐ Anziehhilfen (Schuhlöffel etc.)

Persönliche Hygieneartikel

- ☐ persönliche Toilettenartikel (Zahnbürste, -pasta, Rasierer, Deo etc.)
- ☐ Shampoo, Duschgel
- ☐ Zahnputzbecher
- ☐ Handtuch, Waschlappen
- ☐ Feuchtigkeitscreme
- ☐ Föhn

Kleidung/Schuhe

- ☐ bequeme Kleidung
- ☐ Hausschuhe
- ☐ genug Wechselkleidung
- ☐ Badelatschen

Sonstiges

- ☐ Wecker
- ☐ Lektüre (Bücher etc.)
- ☐ Handy, Tablet
- ☐ Taschentücher

Weitere Informationen:
- Vor einer Operation dürfen keine blutverdünnenden Medikamente genommen werden. Sprechen Sie unbedingt mit Ihrem Arzt, wenn das der Fall ist.
- Ohrenstöpsel können für eine ruhige Nacht sorgen, wenn Ihr Zimmerpartner schnarcht.
- Es gibt meistens Bettenverlängerungen, wenn Sie sehr groß sind.
- Bitte lassen Sie Wertgegenstände und größere Geldbeträge zu Hause. Für den Verlust von Wertsachen übernimmt das Krankenhaus keine Haftung.
- Klären Sie vorab, wer sich um Ihren Haushalt kümmert (Briefkastenentleerung, Pflanzen, Tiere, Zeitung abbestellen etc.).

Wir wünschen Ihnen alles Gute und viel Erfolg.

Checkliste Akustikerbesuch Teil 1: Vorbereitung

Bereiten Sie sich vor, wenn Sie einen Hörakustiker aufsuchen wollen. Nehmen Sie sich diese Zeit. Sie werden davon profitieren.

Erfahrungen zeigen, dass eine gezielte Vorbereitung schneller zum Erfolg beim Akustiker führt. Sie werden Klarheit erlangen, in welchen Situationen Sie beim Hören und Verstehen Schwierigkeiten haben. Diese Informationen helfen Ihnen und Ihrem Akustiker weiter.

Stellen Sie sich folgende Fragen, beantworten Sie diese schriftlich und nehmen Sie auch gerne diese Antworten zum Akustiker mit:

- In welchen Situationen schränkt mich mein Hören ein?
- In welchen Situationen höre und verstehe ich nicht gut?
- Schränkt mich mein Hören in bestimmten Situationen ein?
- Wie würde mein Leben aussehen, wenn ich diese Schwierigkeiten nicht mehr erleben würde?
- Welche Erwartungen habe ich in Bezug auf meinen Hörakustikerbesuch?
- …

Woran man einen guten Akustiker erkennt

- Er ist gründlich: Umfassende Messungen werden gemacht. Es wird ausführlich über den weiteren Service nach der Erst-Anpassung gesprochen. Der Akustiker zeigt Kunden das Telefonieren mit Hörgeräten.
- Service-Pakete: Vielleicht gibt es auch kostenlose Batterien.
- Er ist aufmerksam: Der Akustiker bietet eine sehr gute Beratung bei der Auswahl geeigneter Hörgeräte für die individuelle Situation. Der Akustiker erläutert verschiedene Gerätetypen und fragt nach Kundenpräferenzen.
- Der Akustiker bietet mehrere Probe-Hörgeräte zum Tragen an.
- Ein guter Akustiker überreicht die Hörtest-Ergebnisse.
- Der Akustiker ist einfühlsam und erkundigt sich nach den Preisvorstellungen, Wünschen und Bedenken des Kunden.

Checkliste Akustikerbesuch Teil 2: Qualitätscheck

Was zeichnet einen guten Akustiker aus? Wie erkennen Sie diesen? Beachten Sie folgende Punkte:

Hörgeräte-Auswahl und -Einstellung

- Beratung bei der Auswahl geeigneter Hörgeräte für den jeweiligen Hörverlust
- Erläuterung verschiedener Gerätetypen und Abfragen der Kundenpräferenzen
- Berücksichtigung von Verstärkungsreserven
- Eignung und Anpassung von verwendeten Ohrpassstücken (Otoplastiken)
- Durchführung umfassender Messungen (Ton- und Sprachaudiogramme)
- Berücksichtigung der Unbehaglichkeitsschwelle
- Ausführlicher Service, auch nach der Erstanpassung
- Auswahl mehrere Probehörgeräte

Hören nach der Erstanpassung: Hörergebnis

- Überprüfung und Verbesserung des Sprachverstehens
- Testen von Einsilbern in ruhiger Umgebung und unter Störgeräuschen (Freiburger Test) und Sätzen (Göttinger Satztest)
- Verbesserung des Sprachverstehens im Störgeräusch bei beidseitiger Hörgeräteversorgung im Vergleich zur einseitigen Versorgung
- Achten auf die subjektive Zufriedenheit der Tester mit der Verbesserung des Alltagshörens

Beratung

- Bedarfsanalyse des Kunden (Gesundheitsaspekte, Lebensumstände)
- Beratung über den Ablauf der Hörtests und des Auswahlverfahrens
- Erläuterungen zu den Messungen und dem Prozess der Anpassung, auch zu Hörtrainings im Anschluss an die Erstanpassung
- Beratung zu alternativen Hörgerätetypen
- Einweisung in die Probegeräte und Auswertung der damit erzielten Ergebnisse
- Informationen zu den gekauften Geräten

Kundenorientierung
- Einhaltung von Preisabsprachen und Terminen
- Haftung für Probehörgeräte
- Informationen zu Nachsorge und deren Umfang, etwa Nachjustieren, Reinigen, Batteriewechsel

Vertrauen Sie Ihrem Akustiker? Fühlen Sie sich gut aufgehoben?
Wenn ja, herzlichen Glückwunsch. Wenn nein, suchen Sie bitte einen anderen Akustiker auf!

Die Hörgeräteauswahl ist ein sehr individueller Prozess. Somit darf auch die Beratung individuell auf Sie zugeschnitten sein.

Wir wünschen Ihnen viel Erfolg.

Checkliste Akustikerbesuch Teil 3: Hörgerätekauf

Worauf legen Sie Wert? Gehen Sie diese Liste gerne mit Ihrem Akustiker durch. Sie entscheiden, worauf es Ihnen beim Hören ankommt und in welchen Situationen gutes Hören und Verstehen für Sie wichtig sind.

Hörkomfort
- Komfort in lauter Umgebung (z.B. auf einer Familienfeier)
- klares Sprachverstehen und natürlicher Klang
- Programmauswahl (z.B. Musik, Kino, Restaurant)
- leichtes Verstehen in Gruppen
- persönlicher subjektiver Hörgeschmack der verschiedenen Geräte
- objektiver Hörtest (Töne UND Sprache)
- Verständnis hochfrequenter Sprachlaute wie „s" oder „sch"
- räumliche Orientierung
- guter Klang durch Störlärm- und Rückkopplungsunterdrückung

Die äußere Erscheinung
- Ästhetik
- Farbvielfalt
- Design
- Bauformen

Bedienkomfort
- leichter Programmwechsel
- Bedienung über Telefon (Smartphone) möglich?
- Einfachheit der App (Programm) auf dem Smartphone
- automatische Anpassung an Hörsituation

Vernetzung/Funktechnologie
- drahtlose Verbindung zum Fernseher, Telefon etc.
- einfaches freihändiges Telefonieren durch die drahtlose Verbindung

Tipp: Überlegen Sie schon vor dem Besuch und Beratungsgespräch, wann Sie Ihr möglicher Hörverlust besonders stört und in welchen Situationen Sie besser hören wollen. Schreiben Sie dies auf (z.B.: Ich will wieder Gespräche in Gruppen führen können, vor allem in Restaurants.).

Checkliste Tinnitus

Frage	Ja	Manchmal	Nein
Fällt es Ihnen schwer, sich wegen Ihres Tinnitus zu konzentrieren?			
Haben Sie aufgrund Ihres Tinnitus Schwierigkeiten, einzuschlafen?			
Fällt es Ihnen aufgrund Ihres Tinnitus schwer, Ihr Leben zu genießen?			
Fühlen Sie sich aufgrund Ihres Tinnitus frustriert?			
Fühlen Sie sich aufgrund Ihres Tinnitus eingeengt und sehen keine Hoffnung auf Besserung?			

Wenn Sie eine der Fragen mit „**Ja**" oder auch mehrere mit „**Manchmal**" beantwortet haben, empfehlen wir Ihnen, einen HNO (Hals-Nasen-Ohren)-Arzt oder einen Akustiker aufzusuchen.

Sie werden Ihnen weiterhelfen. Wir wünschen Ihnen viel Erfolg.

Checkliste nach der Operation am Ohr

Wenn Sie am Ohr operiert werden müssen, fragen Sie bitte in Ihrem Krankenhaus nach **schriftlichen** Empfehlungen, wie Sie sich am besten nach einer Ohroperation verhalten. Mündliche Empfehlungen werden meistens schnell vergessen, weil wir im Krankenhaus sehr viele Dinge in unserem Kopf haben.

Beispielsweise könnten folgende Hinweise gegeben werden:
1) Ein absolutes Schneuzverbot besteht für 8 Wochen nach der Operation.
2) Die Wunde soll bis zur Entfernung des Nahtmaterials trocken bleiben.
3) Bitte keine Brillenbügel auf dem operierten Ohr tragen.
4) Für 4 Wochen keinen Sport treiben. Danach sind bspw. Joggen und Radsport erlaubt.
5) Kein Kontakt- oder Ballsport für mindestens 6-8 Wochen.
6) Nicht fliegen für 6-8 Wochen nach der Operation.
7) Sporttauchen ist für die erste Zeit nach der Operation verboten! Nach frühestens einem Jahr kann untersucht werden, ob Tauchen möglich ist.

Fragen Sie nach folgenden Informationen:
- Informationen zum Behandlungsverlauf nach der Ohroperation
- mögliche Beschwerden und Umgang damit nach der Operation
- Empfehlungen zum Verhalten nach der Operation
- Schmerztherapie nach der Entlassung

Wir wünschen Ihnen viel Gesundheit.

Glossar

Ein Glossar (lateinisch glossarium), wörtlich für „Zunge" oder „Sprache", ist eine Liste von Wörtern mit beigefügten Erklärungen oder Übersetzungen. Sie finden dieses Glossar auch unter:

www.einfach-dazugehoeren.de/glossar/

Thema	Inhalt
Akustik	Die Akustik ist die Lehre vom Schall und seiner Ausbreitung.
Altersbedingte Schwerhörigkeit	Eine altersbedingte Schwerhörigkeit wird auch Presbyakusis genannt. Je älter wir werden, desto schlechter wird unser Gehör. Hohe Töne können nicht mehr richtig wahrgenommen werden und Betroffene können Konsonanten wie K, P, S, T und F nur schlecht voneinander unterscheiden oder gar nicht mehr verstehen.
Audioeingang	Der Audioeingang ist ein Eingang für den Anschluss externer Zusatzgeräte, die direkt an das Hörgerät oder den Soundprozessor angeschlossen werden. Es gibt bereits auch kabellose (wireless) Möglichkeiten, um beispielsweise einen MP3-Player, den Fernseher anzuschließen.
Audiogramm	Ein Audiogramm stellt die Ergebnisse eines Hörtests dar.
Audiologe	Ein Audiologe ist ein Spezialist, der Personen mit Hörverlust oder Störungen des Ohres behandelt. Die meistverwendeten Begriffe im Kontext Audiologe sind der Akustiker und der HNO (Hals-Nasen-Ohren)-Arzt.
Audiologie	Die Audiologie ist die Wissenschaft, die sich mit der Behandlung und der Rehabilitation von Hör- und Kommunikationsstörungen beschäftigt.
Audiometrie	Mit der Audiometrie werden Verfahren bezeichnet, die Eigenschaften und Parameter des Gehörs vermessen. Sie dienen der Diagnose der Hörleistung und Er-

	krankungen der Hörorgane. Die Audiometrie ist ein Teilgebiet der Audiologie und damit der Hals-Nasen-Ohrenheilkunde.
Audioschuh	Ein Audioschuh ist ein Zubehör für ein HdO (Hinter-dem-Ohr)-Hörgerät, welches direkt aufgesteckt wird. So können elektrische Zusatzgeräte, wie z.b. ein FM-Empfänger, direkt angeschlossen werden.
Auditive Verar-beitungs- und Wahrnehmungs-störung	Auditive Verarbeitungs- und Wahrnehmungsstörun-gen (AVWS), auch auditive Verarbeitungsstörungen (AVS) genannt, sind Störungen der Weiterverarbei-tung gehörter Informationen. Dabei liegt weder eine Störung des Hörorgans selbst noch eine Intelligenz-minderung vor. Die Störungen betreffen den Hör-nerv.
Auditorisch	Auditorisch bedeutet „das Gehör betreffend".
Auditorisches System	Das Auditorisches System gehört zu den Sinnessyste-men und ist für das Hören zuständig. Es besteht aus dem Außenohr, dem Mittelohr und dem Innenohr so-wie bestimmten Bereichen im Gehirn.
Außenohr	Das Außenohr ist der sichtbare Teil des Ohres, der auch Pinna genannt wird. Das Außenohr nimmt Schallwellen auf und leitet sie durch den Ohrkanal an das Mittelohr weiter.
BAHA	BAHA steht für das Akronym (Abkürzung) Bone Anchored Hearing Aid (Knochenleitungshörgerät).
BICROS	Siehe CROS-Versorgung.
Bilateral	Die bilaterale Versorgung ist die Versorgung beider Ohren mit jeweils einem Hörimplantat oder einem Hörgerät.
Bimodal	Die bimodale Versorgung ist die Versorgung eines Ohres mit einem Hörgerät und die des anderen Ohres mit einem Implantat (z.B. Cochlea-Implantat).
Binaural	Binaurales Hören ist das Hören mit beiden Ohren.
Binaurale Technologie	Hörsysteme (Hörgeräte oder Implantate) tauschen Datenmengen beider Geräte aus, um beispielsweise einen authentischen Raumklang wiederzugeben und das Hören (z.B. Sprachverstehen) zu verbessern.

Cochlea	Die Cochlea (Hörschnecke) ist ein schneckenförmiges Hörorgan im Innenohr. Haarsinneszellen in der Cochlea wandeln akustische Signale in elektrische Impulse um, um diese weiter zum Gehirn zu leiten. Das Gehirn überträgt die elektrischen Impulse in Geräusche und Sprache. Die Innenohrschnecke ist mit einer Flüssigkeit (Perilympha) gefüllt und weist zwei eng aneinander liegende Membranen auf. Diese Membranen bilden eine Art Trennwand in der Innenohrschnecke. Damit die Flüssigkeit von einer Seite der Trennwand zur anderen fließen kann, befindet sich in der Trennwand ein kleines Loch (Helicotrema). Dieses Loch sorgt dafür, dass die Vibrationen vom Vorhof-Fenster zur gesamten Flüssigkeit in der Innenohrschnecke geleitet werden. Bei der Bewegung der Flüssigkeit in der Innenohrschnecke werden Tausende von mikroskopisch kleinen Härchen in der Trennwand bewegt. Von diesen Härchen gibt es insgesamt rund 24.000 Stück, die in vier länglichen Reihen angeordnet sind.
CROS-Versorgung	Eine CROS-Versorgung (Contralateral Routing of Signals) bedeutet, dass das Mikrofon vom Hörgerät getrennt und auf der anderen Seite des Kopfes angebracht wird. Der Schall (Geräusche und Sprache) wird so auf die Seite des gut hörenden Ohres gesendet. Anwendung (Indikation): Bei einseitiger Taubheit oder zur Vermeidung von Rückkopplung bei einer Hochtonversorgung. Die BICROS-Versorgung (Bi- und Contralateral Routing of Signals) ist das zusätzliche Senden des Schalls von dem einen Ohr zum anderen, besser hörenden Ohr, das einer Hörgeräteversorgung bedarf.
Dezibel	Dezibel (dB) ist die weltweite Einheit, welche die Lautstärke des Schallsignals angibt.

Dezibelskala	Die Dezibelskala ist eine logarithmische Skala, in der die Verdoppelung des Schalldrucks einer Pegelzunahme von 6 dB entspricht. Der Begriff dB (Dezibel) und dB-Skala werden weltweit als Maßeinheit für Geräuschpegel verwendet.
Digitale Volumentomographie	Die digitale Volumentomographie (DVT) ist ein dreidimensionales, bildgebendes Tomographie-Verfahren unter Nutzung von Röntgenstrahlen, das vor allem in der Hals-Nasen-Ohren-Heilkunde, der Mund-, Kiefer- und Gesichtschirurgie und der Zahnmedizin zum Einsatz kommt.
Einseitige Taubheit	Einseitige Taubheit bedeutet, dass man nur auf einem Ohr hören kann. Die Ursachen können vielfältig sein. So kann beispielsweise jemand von Geburt an taub oder durch einen Hörsturz oder Unfall taub geworden sein.
Erworbener Hörverlust	Der erworbene Hörverlust ist der Hörverlust, der nach der Geburt auftritt.
Eustachische Röhre	Siehe Ohrtrompete.
FM-Anlage	Als FM-Anlage werden drahtlose Signalübertragungsanlagen bezeichnet, die Signale mit frequenzmodulierten Funksignalen (FM) übertragen. Der Begriff wird vor allem für Tonübertragungsanlagen für schwerhörige Menschen verwendet.
Frequenz	Die Tonfrequenz ist die Anzahl der Schwingungen einer Schallwelle pro Sekunde und damit die Tonhöhe eines Schallsignals. Die Maßeinheit für Frequenz ist Hertz (Hz). Je höher die Hertzzahl ist, desto höher ist die Tonfrequenz. Schwingungen zwischen 20 und 20.000 Hertz werden von einer gesunden Person als Ton gehört. Ein hoher Ton kann zum Beispiel der einer Flöte oder Vogelgezwitscher sein. Tiefe Töne können beispielsweise weit entfernter Donner oder die Töne einer Bassgitarre sein.

Gehörgang	Die Aufgabe des Gehörgangs ist es, den Schall weiterzuleiten. Der Schall wird von der Ohrmuschel aufgefangen und gelangt somit zwei bis drei Zentimeter tief in den Gehörgang, bevor der Schall dann auf das Trommelfell trifft.
Gehörknöchelchen	Der Schall trifft auf das Trommelfell. Die dabei entstehenden Vibrationen werden über drei Knöchelchen im Mittelohr an das Innenohr weitergeleitet: Hammer (Malleus), Amboss (Incus) und Steigbügel (Stapes).
Gehörnerv	Der Hörnerv ist ein Nervenstrang, der Informationen vom Innenohr an das Gehirn weiterleitet, das die elektrischen Signale als Geräusche und Sprache interpretiert.
Geschlossene Versorgung	Die geschlossene Versorgung ist die Versorgung mit einem Hörgerät, bei der ein Ohrpassstück oder eine Im-Ohr-Schale das gesamte äußere Ohr (Koncha) und den Gehörgang mehr oder weniger vollständig verschließt (siehe auch offene Versorgung und IdO: In-dem-Ohr).
Gleichgewichtsorgan	Das Gleichgewichtsorgan (Vestibularapparat) ist ein System im Innenohr, das das Gleichgewicht kontrolliert. Der Vestibularapparat registriert die Bewegungen des Körpers und sorgt dafür, dass wir unser Gleichgewicht behalten. Funktionsweise: Der Vestibularapparat besteht aus drei ringförmigen Kanälen, die auf drei verschiedenen Ebenen ausgerichtet sind. Alle drei Kanäle sind mit einer Flüssigkeit gefüllt, die in Übereinstimmung mit den Körperbewegungen fließt. Neben der Flüssigkeit gibt es Tausende von Härchen in den Kanälen, die auf die Bewegung der Flüssigkeit reagieren und kleine Impulse an das Gehirn senden. Das Gehirn entschlüsselt diese Impulse, die für die Wahrung unseres Gleichgewichts sorgen.
Haarzellen	Die Haarzellen sind Zellen im Innenohr, die Schallwellen in Nervenimpulse umwandeln. Sobald Haar-

	sinneszellen geschädigt sind, entsteht ein Hörverlust und das Verstehen wird schwieriger.
Hirnstamm-Audiometrie	Die Hirnstamm-Audiometrie (Auditory Brainstem Response, ABR) ist ein Verfahren, bei dem die Funktion des Gehörgangs getestet wird. Es wird gemessen, ob im Gehirn die Schallsignale ankommen.
HNO	HNO steht für Hals-Nasen-Ohren und ist ein Fachgebiet der Medizin, dass sich mit Erkrankungen und Störungen des Halses, der Ohren und der Nase beschäftigt.
Hörgeräte	Hörgeräte sind Geräte für die Ohren, die Schall und damit Geräusche und Sprache im betroffenen Frequenzbereich verstärken.
Hörnerv	Der Hörnerv leitet Impulse vom Innenohr zum Gehirn.
Hörprüfungen	Es gibt unterschiedliche Hörprüfungen. In der Regel werden in einer schallgedämpften Kabine Töne oder Wörter über Kopfhörer eingespielt.
Hörschnecke	Siehe Cochlea.
Hörschwelle	Die Hörschwelle ist die geringste Lautstärke bei verschiedenen Tonhöhen, die ein Hörender gerade noch wahrnehmen kann. Sie gibt Aufschluss über die Art des Hörverlustes.
Hörsturz	Ein Hörverlust kann plötzlich auftreten und wird dann Hörsturz genannt.
Hörverlust	Ein Hörverlust ist eine Verringerung des Hörvermögens. Diese kann zum Beispiel genetisch, altersbedingt oder durch das Einwirken lauter Geräusche ausgelöst werden. Bleibt dieser, spricht man von einer Schwerhörigkeit.
Hybride Systeme	Hybride Systeme sind eine Kombination aus Implantat und Hörgerät.
Innenohr	Das Innenohr ist der innerste Teil des Ohres, der aus der Cochlea, dem Gleichgewichtsmechanismus und dem Hörnerv besteht. Nachdem die Vibrationen des Trommelfells zum Vorhof-Fenster (fenestra tympani) weitergeleitet

	wurden, setzen die Schallwellen ihren Weg ins Innenohr fort. Das Innenohr besteht aus Verästelungen von Röhren und Verbindungskanälen, die als Labyrinth bezeichnet werden. Im Labyrinth befinden sich der Vestibularapparat und die Innenohrschnecke.
Klang-Generator	Der Klang-Generator ist ein Geräusch-Gerät, das ständig ein sanftes Hintergrundrauschen erzeugt (ein weißes Rauschen oder Naturklänge), damit die Wahrnehmung des Tinnitus reduziert wird.
Klangtherapie	Die Klangtherapie ist ein Programm, das zusammen mit einem Tinnitus-Experten (z.B. Ihrem Akustiker) erstellt wird, um das Gehirn zu stimulieren und vom Tinnitus abzulenken.
Knalltrauma	Ein Knalltrauma ist eine Schädigung des Gehörs durch kurzen, sehr lauten Knall (z.B. Gewehrschuss oder Silvesterböller).
Kombinierte Schwerhörigkeit	Die kombinierte Schwerhörigkeit ist eine Kombination einer Schallleitungs- und einer Schallempfindungsschwerhörigkeit.
Kongenitaler Hörverlust	Der kongenitale Hörverlust ist der Hörverlust, der bereits bei der Geburt vorhanden ist.
Lärmschwerhörigkeit	Die Lärmschwerhörigkeit ist eine Schwerhörigkeit, die durch einmalige Geräuscheinwirkung (z.B. durch ein Knalltrauma oder durch den Besuch einer Disko) oder durch regelmäßige Einwirkung von Lärm (z.B. Lärm am Arbeitsplatz, lautes Musikhören mit Ohrkopfhörer) entstanden ist.
Lautstärke	Die Lautstärke resultiert aus der Intensität von Schallsignalen. Die Einheit ist Dezibel (dB).
Limbisches System	Das limbische System gehört zu den verschiedenen Funktionseinheiten des Gehirns. Es dient der Verarbeitung von Emotionen. Während das auditorische System den Tinnitus produziert, ist das limbische System dafür verantwortlich, wie Sie den Tinnitus wahrnehmen und bewerten.

Magnetreso-nanztomogra-phie	Die Magnetresonanztomographie (MRT) ist ein bild-gebendes Verfahren, das vor allem in der medizini-schen Diagnostik zur Darstellung von Struktur und Funktion der Gewebe und Organe im Körper einge-setzt wird.
Mittelohr	Das Mittelohr ist ein Teil des Ohres und ist dafür ver-antwortlich, Schallwellen in Vibrationen umzuwan-deln und diese zur Hörschnecke weiterzuleiten. Es befindet sich zwischen Trommelfell und dem Ovalen Fenster und leitet die Geräusche aus dem Außenohr zum Innenohr weiter. Das Mittelohr besteht aus drei Knöchelchen: Ham-mer (malleus), Amboss (incus) und Steigbügel (sta-pes) sowie dem Ovalen Fenster und der Eustachi-schen Röhre, auch Ohrentrompete genannt.
Objektiver Tinnitus	Der objektive Tinnitus ist ein Tinnitus, der auch für Außenstehende hörbar und messbar ist (siehe auch subjektiver Tinnitus).
Offene Versorgung	Die offene Versorgung ist eine Versorgung mit ei-nem HdO-Gerät (Hinter-dem-Ohr), bei dem das Ohr-passstück angepasst oder mit einem Standard-Siliko-nohrstück (Schirmchen) ausgestattet ist. Das heißt, der Gehörgang ist nicht völlig geschlossen (siehe auch geschlossene Versorgung).
Ohrkanal	Der Ohrkanal ist ein Kanal, der vom Außenohr bis zum Trommelfell führt.
Ohrmuschel	Die Ohrmuschel ist der äußere, sichtbare Teil des Ohres, der Schallwellen auffängt und sie gebündelt in das Ohr weiterleitet.
Ohrtrompete	Die Ohrtrompete (Eustachische Röhre) befindet sich im Mittelohr und verbindet das Ohr mit dem hinteren Teil des Gaumens. Die Ohrtrompete stellt ein Gleich-gewicht zwischen dem Luftdruck auf beiden Seiten des Trommelfells her und sorgt dafür, dass im Ohr kein Druck aufgestaut wird. Beim Schlucken öffnet sich die Ohrtrompete und gleicht damit den Druck

	innerhalb und außerhalb des Ohrs aus. Der Druckausgleich findet in der Regel automatisch statt.
Otoakustische Emissionen	Otoakustische Emissionen sind aktive, akustische Aussendungen des Ohrs, die entgegen der Richtung bei der Schallwahrnehmung, über den Weg Gehörknöchelchen und Trommelfell in den Gehörgang gelangen und dort mit Hilfe von hochempfindlichen Messmikrofonen aufgenommen werden können.
Otologie	Die Otologie ist ein Teilgebiet der Medizin, das sich mit dem Ohr und seinen Erkrankungen beschäftigt.
Otoplastik	Die Otoplastik ist ein angepasstes Ohrpassstück.
Otosklerose	Die Otosklerose ist eine genetisch bedingte Erkrankung, bei der das Knochengewebe im Mittelohr verknöchert. Sie verhindert, dass Schallwellen das Innenohr erreichen und beeinträchtigt somit negativ das Hören.
Ovales Fenster	Das Ovale Fenster wird auch Vorhof-Fenster genannt. Das Ovale Fenster ist eine Membran, die den Eingang zur Innenohrschnecke im Innenohr abdeckt. Die Schallwellen gelangen über das Trommelfell und damit über die drei Gehörknöchelchen (Hammer, Amboss, Steigbügel) zum Vorhof-Fenster. Das Ovale Fenster dient als akustischer Transformator, der die Schallwellen verstärk, bevor diese in das Innenohr gelangen.
Paukenröhrchen	Ein Paukenröhrchen wird in das Trommelfell eingesetzt (Paukendrainage), um das Mittelohr zu belüften. Dies kann bei einem Paukenerguss (Ansammlung von Flüssigkeit im Mittelohr) geschehen.
Postlingualer Hörverlust	Der postlinguale Hörverlust ist ein Hörverlust, der nach dem Spracherwerb entsteht.
Prälingualer Hörverlust	Der prälinguale Hörverlust ist ein Hörverlust, der bereits bei der Geburt vorhanden ist oder in früher Kindheit vor dem Erlernen der Sprache einsetzt.
Presbyakusis	Siehe auch altersbedingte Schwerhörigkeit.

Glossar

Rehabilitation	Die Rehabilitation ist ein individuell abgestimmtes Training nach der Implantation, das Hören, Sprechen und weitere Kommunikationsfähigkeiten fördert.
Restgehör	Das Restgehör ist das verbleibende Hörvermögen, das messbar ist. Der Betroffene kann in diesem Frequenzbereich noch hören. Neue Operationsmethoden können das Restgehör erhalten, wenn beispielsweise ein Cochlea-Implantat eingesetzt wird.
Richtungshören	Richtungshören (Lokalisieren) ist die Fähigkeit, zu erkennen, aus welcher Richtung ein Ton kommt.
RITE-Hörgeräte	Externe-Hörer-Systeme. Diese Bauart der Hörgeräte gleicht den HdO (Hinter-dem-Ohr)-Hörgeräten. Der Unterschied liegt in der Auslagerung des Hörers (Lautsprechers) in den Gehörgang.
Rückkopplung	Eine Rückkopplung entsteht, wenn ein Teil des verstärkten Schallsignals dem Gehörgang wieder entweicht, vom Hörgerätemikrofon wieder aufgenommen und erneut verstärkt wird. Das Hörgerät pfeift mit einem hohen Dauerton. Die Rückkopplung verändert das Übertragungsverhalten und die Übertragungsstabilität des Hörgeräts und wird vom Hörgeräteträger und anderen Personen, die sich in Hörreichweite befinden, als unangenehm empfunden.
Schallempfindungsschwerhörigkeit	Die Schallempfindungsschwerhörigkeit (sensorineuraler Hörverlust) wird durch ein Innenohrproblem (z.B. Schädigungen an den winzigen Haarsinneszellen) oder durch eine Schädigung des Hörnervs verursacht und ist somit eine Störung der Schallwahrnehmung. Mögliche Ursachen sind: - Altersschwerhörigkeit - Hörsturz - Knalltrauma

	Mögliche Therapien sind: - Hörgeräte - Implantate (z.B. Cochlea-Implantat)
Schallleitungs- schwerhörigkeit	Die Schallleitungsschwerhörigkeit wird durch ein Problem im Außen- oder im Mittelohr verursacht und ist somit eine Störung der Schallübetragung. Mögliche Ursachen sind: - Ohrenschmalzpfropfen - Mittelohrentzündung - Verkalkung der Ohrknöchelchen Mögliche Therapien sind: - Operation - Ohrtropfen - Medikamente
Schallwellen	Schallwellen werden erzeugt, wenn Luftmoleküle in Bewegung gesetzt werden und ihre Energie an die umliegenden Luftmoleküle übertragen. Diese schnellen Luftveränderungen werden vom Ohr als Schall empfunden und zuletzt vom Gehirn in Sprache umgewandelt.
Schnecke	Siehe Cochlea.
Sensorineuraler Hörverlust	Siehe Schallempfindungsschwerhörigkeit.
Sprachaudio- metrie	Die Sprachaudiometrie ist ein Sprachverständlichkeitstest. In diesem Test muss der Schwerhörige einseitige Wörter und ganze Sätze verstehen und nachsprechen. Das Sprachverstehen wird in Ruhe und in steigenden Störgeräuschen geprüft. Die Ergebnisse des Sprachverstehens lassen Rückschlüsse auf das Hörvermögen und Sprachverständnis zu.
Sprachfrequenz	Die Sprachfrequenz ist die Frequenz von 500 bis 4.000 Hz, die für das Hören und Verstehen von Sprache am wichtigsten ist.

Subjektiver Tinnitus	Der subjektive Tinnitus ist ein Zustand, bei dem ein Ohrgeräusch wahrgenommen wird, obwohl keine externe Schallquelle vorhanden ist. Die Art und Stärke des subjektiven Geräusches können individuell stark variieren. Der Tinnitus kann als Klingeln, Brummen oder Pfeifen wahrgenommen werden (siehe auch objektiver Tinnitus).
Tonaudiometrie	Bei der Tonaudiometrie (Test zum Sprachverständnis) hört der Betroffene über Kopfhörer hohe und tiefe Prüftone in zufälliger Reihenfolge und gibt ein Zeichen, sobald er einen Ton wahrnimmt. Der Test fängt sehr leise an und wird dann lauter. Die Ergebnisse lassen Rückschlüsse auf das Hörvermögen zu.
Trommelfell	Das Trommelfell, auch bekannt als tympanische Membran, ist eine dünne Gewebeschicht zwischen dem Außen- und dem Mittelohr. Es ist sehr dünn und sein Durchmesser beträgt rund 8-10 mm. Es wird mit Hilfe von kleinen Muskeln gestreckt. Der Druck von Schallwellen sorgt für Vibrationen im Trommelfell, die an die Gehörknöchelchen weitergegeben werden.
Tympanometrie	Die Tympanometrie ist ein objektives Messverfahren in der Audiologie, welches in der Impedanzaudiometrie angesiedelt ist. Die Impedanz ist in diesem Fall das Ausmaß des Widerstandes, den das Mittelohr der Aufnahme der Schallwellen entgegensetzt.
Unbehaglich-keitsschwelle	Die Unbehaglichkeitsschwelle oder auch Unbehaglichkeitsgrenze, abgekürzt US, UG (engl.: uncomfortable level, UCL, oder loudness discomfort level, LDL), ist ein Fachbegriff aus der Audiologie und bezeichnet denjenigen Schalldruck eines akustischen Signals, ab dem das Hören als unangenehm laut empfunden wird. Sie ist Teil der Messung eines vollständigen Tonaudiogramms.
Vestibular-apparat	Siehe Gleichgewichtsorgan.

Vollimplantiert und teilimplantiert	Es gibt heute Implantate, die von außen nicht sichtbar (direkt im Körper) implantiert sind. Hier spricht man von vollimplantierten Systemen. Bei teilimplantierten Systemen gibt es einen am Körper sichtbaren (z.B. einen Soundprozessor) und einen nicht sichtbaren Teil im Körper (z.B. implantierte Spule mit Elektrode).
Weißes Rauschen	Weißes Rauschen ist ein Rauschen mit einem konstanten Leistungsdichtespektrum in einem bestimmten Frequenzbereich. Weißes Rauschen wird als ein stark höhenbetontes Geräusch empfunden.

Fragen und Antworten (F&A)

Die beantworteten Fragen geben Ihnen vielleicht eine Richtung vor. Bitte fragen Sie immer einen Spezialisten um seine fachspezifische Einschätzung.

Allgemeine Fragen

Frage	Antwort
Kann eine Schwerhörigkeit geheilt werden?	Es kommt auf die Ursachen an. In den meisten Fällen ist dies nicht der Fall. Erkundigen Sie sich bei Ihrem Hals-Nasen-Ohren-Arzt oder Akustiker.
Können Hörgeräte mein Gehör wiederherstellen?	Hörgeräte unterstützen Ihr Gehör. Eine Wiederherstellung Ihres Hörvermögens können Sie aber nicht realisieren. Die Hörgerätetechnologie entwickelt sich laufend weiter. Somit steigt beispielsweise die Tonqualität, das Filtern von Störgeräuschen und die Geräte werden bei gleicher Leistung immer kleiner. Inwieweit Hörgeräte unterstützen, hängt von der Art und Schwere Ihrer Schwerhörigkeit ab.
Sind ein oder zwei Hörgeräte besser?	In der Regel sind zwei Hörgeräte besser, da die Schallinformationen (Geräusche und Sprache) besser erkannt und verarbeitet werden können. Meistens müssen zwei Hörgeräte im Gegensatz zu einem auch nicht so laut eingestellt werden. Zudem unterstützen zwei Hörgeräte das räumliche Hören (Stereo). Somit werden auch die Ohren akustisch besser trainiert und können auch in der Zukunft vom Gehirn richtig zugeordnet werden.
Sind kleine Hörgeräte schlechter als große?	Die fortschrittliche Hörgeräteentwicklung ermöglicht kleine Hörgeräte bei gleichbleibender Leistung. Ob ein Hörgerät von der Leistung ausreicht, erfahren Sie von Ihrem Hörprofi. Es ist immer sinnvoll, etwas Leistungsspielraum zu haben. Während kleinere Hörgeräte diskreter sind, sind größere Hörgeräte manchmal leichter von der

	Bedienung und haben vielleicht eine größere Batterie, was wiederum zu einer größeren Leistung und längeren Batterielebensdauer führt.
Was ist der Unterschied zwischen einem Knochenleitungssystem und einem Knochenleitungsimplantat?	Bei einem Knochenleitungsimplantat wird ein kleines Titanimplantat im Mittelohr implantiert. Es unterstützt dabei den natürlichen Schallweg über Außen-, Mittel- und Innenohr. Ein Knochenleitungsimplantat stimuliert gleichzeitig beide Hörschnecken über den Schädelknochen und umgeht somit das Mittelohr.
Was ist der Unterschied zwischen Hören und Verstehen?	Hören und Verstehen sind nicht dasselbe. Ein Hörverlust wirkt sich nicht nur auf die Lautstärke des Hörvermögens aus, sondern auch auf die Tonqualität. Dadurch ist es schwieriger, Töne und damit Sprache zu verstehen, selbst dann, wenn die Lautstärke ausreichend laut ist. Bei einer Schallempfindungsschwerhörigkeit sind leise Töne oft schwieriger zu hören als laute. Bei einer Schallleitungsschwerhörigkeit sind sowohl leise als auch laute Töne schwieriger zu hören. Jeder Hörverlust, vor allem die Schallempfindungsschwerhörigkeit, verzerrt Töne und erschwert damit Ihr Verstehen.
Was kann ich tun, wenn mein Hörgerät nicht mehr ausreicht?	Wenn ein Hörgerät nicht mehr ausreicht, um einen Hörverlust auszugleichen, kann ein Cochlea-Implantat (CI) vielleicht weiterhelfen. Bei einer hochgradigen Schwerhörigkeit helfen keine Hörgeräte weiter. Das liegt nicht an fehlender Leistung, sondern ist beispielsweise der Tatsache geschuldet, dass die Haarsinneszellen im Innenohr zu stark beschädigt sind. Hier spielt die Lautstärke keine Rolle, weil die Töne nicht zum Gehirn weitergeleitet werden.
Was sind T- und was sind C-Werte?	Beide Werte sind wichtig bei der Einstellung Ihres Hörgerätes. Der T-Wert (englisch threshold = Grenze, Schwellenwert) gibt die Grenze an, bei der Sie

gerade noch einen Ton hören. Der Akustiker erhöht dabei schrittweise die Lautstärke, um diesen Wert zu ermitteln. Sie bekommen einen Kopfhörer auf und drücken einen Knopf, wenn Sie einen Ton wahrnehmen.

Der C-Wert (englisch comfortable = angenehm) gibt die für Sie optimale Lautstärkeeinstellung an. Sie teilen dem Akustiker mit, wann ein Ton für Sie zu laut wird.

Wie bekomme ich Kontakte zu Betroffenen?	Fragen Sie alle Personen, die Sie kennen und/oder ob diese vielleicht jemanden kennen. Fragen Sie Ihren Akustiker oder HNO-Arzt oder nutzen Sie eine Suchmaschine (z.B. Google) im Internet, um in Foren Betroffene ausfindig zu machen. Eine wirkungsvolle Methode ist auch, Betroffene auf der Straße direkt anzusprechen, um so authentisches Feedback zu bekommen.
Wie hört sich ein Tinnitus oder schlechtes Hören an?	Im Internet gibt es zahlreiche Beispiele (Video und Audio), wo ein Tinnitus oder Schwerhörigkeit simuliert werden kann. So können Sie erahnen, wie sich beispielsweise Musik oder Sprache für eine hörgeschädigte Person anhört. Voraussetzung ist, dass Ihr Gehör in Ordnung ist.
Wie kommuniziert man mit schwerhörenden Menschen?	Eine Schwerhörigkeit kann auch den Gesprächspartner des Betroffenen beeinflussen. Die auf unserer Webseite genannten Kommunikationsstrategien im Umgang mit Schwerhörigen unterstützen Sie. Diese finden Sie im Anhang dieses Buches.
Wie lange hält eine Batterie beim Hörgerät?	Die Lebensdauer einer Batterie ist abhängig von der Größe und dem Einsatzbereich. Ein geringer Hörverlust ermöglicht eine längere Lebensdauer einer Batterie, weil der Schall nicht so stark verstärkt werden muss.
Wie lange hält eine Batterie oder ein Akku bei einem	Die Lebensdauer einer Batterie ist abhängig von der geforderten Leistung. In der Regel ermöglichen Akkus eine höhere Leistung, weisen aber

Cochlea-Implantat (CI)?	dafür eine geringere Lebensdauer beziehungsweise Akkunutzungsdauer auf.
Zahlt die Krankenkasse Hörgeräte und Implantate?	Bei den Hörgeräten zahlt in den meisten Fällen die gesetzliche Krankenkasse einen Festbetrag pro Hörgerät, ebenso bei manchen Implantaten. Das Cochlea-Implantat wird meistens von der gesetzlichen und den meisten privaten Krankenkassen übernommen. Bitte fragen Sie bei Ihrer Krankenkasse nach.

Fragen zum Cochlea-Implantat

Frage	Antwort
Kann das Hören mit einem Cochlea-Implantat schlechter werden?	Wenn ein Restgehör vor der Operation vorhanden ist, kann dieses durch die Operation teilweise oder ganz verloren gehen, wenn beispielsweise die Elektrode in die Schnecke eingefügt wird. Die heutigen „gehörerhaltenden Operationen" können diesen Hörverlust minimieren. Ebenso können Narbenbildungen um die Elektrode herum einen Einfluss auf das Hören haben.
Kann ich ein CI im Wasser tragen?	CI-Hersteller bieten unterschiedliche Lösungen an, damit Sie im Wasser hören können. Es gibt unterschiedliche Trage- und Abdichtkonzepte. Wichtig ist, dass für die Wassernutzung ein CI mit einem Akku benötigt wird, der ohne eine Sauerstoffzufuhr auskommt. Das ist mit Batterien nicht möglich. Die verschiedenen Hilfsmittel ermöglichen Ihnen einen Wasserspaß beim Schwimmen, Tauchen, Planschen etc.
Wann kann ich nach einer CI-Operation wieder arbeiten gehen?	In der Regel können Sie nach 2-3 Wochen nach Ihrem Krankenhausaufenthalt wieder arbeiten.
Werde ich stationär oder ambulant versorgt?	In der Regel ist ein stationärer Aufenthalt von 3-5 Tagen in einem Krankenhaus vorgesehen. Hier ist es sinnvoll, sich von einem Spezialisten beraten zu lassen.
Wie bekomme ich Kontakte zu Cochlea-Implantat (CI)-Trägern?	Siehe auch die Frage: Wie bekomme ich Kontakte zu Betroffenen? CI-Hersteller bieten auch direkte Kontakte. Informieren Sie sich.
Wie hoch ist die Lebensdauer eines implantierten CIs?	Das Implantat mit der Elektrode bleibt normalerweise ein Leben lang im Körper platziert. Externe Komponenten, wie der Soundprozessor, können

	ausgetauscht werden. So kann beispielsweise vom technischen Fortschritt (neue und bessere Soft- und Hardware) profitiert werden.
Gibt es eine Altersgrenze für die Versorgung mit einem Cochlea-Implantat (CI)?	Generell ist eine Versorgung in jedem Alter möglich, wenn die medizinischen und persönlichen Voraussetzungen gegeben sind. Dies wird im Rahmen von Voruntersuchungen geklärt.
Kann das Restgehör auf dem Ohr bei einer Cochlea-Implantatsoperation erhalten bleiben?	Heutzutage kann gehörerhaltend operiert werden. Durch den Einsatz der Elektrode in die Hörschnecke kann es zur Schädigung innerhalb der Hörschnecke kommen, was zu einem Hörverlust führen kann. Generell muss man jedoch mit einem relativen Hörverlust rechnen. Die Wahrscheinlichkeit eines Hörverlusts hat auch mit der Tiefe der Elektrode in die Hörschnecke hinein zu tun. Je tiefer die Elektrode in die Hörschnecke hineingeführt wird, desto größer ist die Gefahr eines Hörverlusts.
Kann ein Cochlea-Implantat (CI) mein Gehör wiederherstellen?	Ein Cochlea-Implantat (CI) unterstützt Ihren natürlichen Hörvorgang, indem es im Unterschied zu Hörgeräten die Töne nicht verstärkt, sondern den beschädigten Bereich des Ohres umgeht und den Hörnerv durch die Elektroden direkt stimuliert. Somit können Personen mit einer hochgradigen oder bis an Taubheit grenzenden Schwerhörigkeit wieder hören. Es gibt die Möglichkeit einer Hybridfunktionalität, bei der möglicherweise ein Restgehör auf klassischem Hörgeräteweg genutzt werden kann.
Kann ich auf einem Ohr ein Hörgerät und auf dem anderen Ohr ein Cochlea-Implantat (CI) haben?	Ja, die gleichzeitige Nutzung eines Cochlea-Implantats und eines Hörgeräts ist möglich. Manche CI-Hersteller kooperieren mit einem Hörgerätehersteller, um beispielsweise gemeinsam nutzbares Zubehör anzubieten. Es gibt auch CI-Soundprozessoren, die auch die Funktion eines

	normalen Hörgerätes aufweisen, die sogenannte Hybridfunktion.
Kann ich ein Cochlea-Implantat ein Leben lang tragen?	Der chirurgisch implantierte Teil des Cochlea-Implantats bleibt in der Regel ein Leben lang in Ihrem Körper. Der Soundprozessor kann ausgetauscht werden. Wann das sinnvoll ist, erfahren Sie von Ihrem Spezialisten.
Kann ich mit einem Cochlea-Implantat (CI) telefonieren?	Grundsätzlich ja. Manchen Personen fällt es leicht, anderen schwerer. Mit Geduld und Übung lässt sich das Telefonieren und Sprachverständnis in der Regel verbessern.
Kann ich von einem Cochlea-Implantat profitieren und was sind die Voraussetzungen?	Es gibt verschiedene Voraussetzungen für die Cochlea-Implantation. Beispielsweise muss der Hörnerv noch intakt sein, Sie müssen eine hochgradige Schwerhörigkeit oder Taubheit aufweisen und auch die anatomischen Voraussetzungen für eine Implantation müssen gegeben sein. Fragen Sie Ihren Arzt oder Akustiker. Vielleicht reicht auch ein leistungsstarkes Hörgerät noch aus.
Macht ein zweites Cochlea-Implantat (CI) Sinn?	Informieren Sie sich, ob ein zweites Cochlea-Implantat (CI) Sinn macht. Ein Vorteil bei beidseitiger Taubheit ist die Wiedererlangung des Richtungshörens (Stereo). Bei Kindern werden manchmal direkt beide Ohren mit einem CI implantiert. Was dafür oder dagegen spricht, erfahren Sie von Ihrem Hörspezialisten beziehungsweise Facharzt.
Macht es Sinn, auf Weiterentwicklungen der Cochlea-Implantat-Technologie zu warten?	Die Technologie entwickelt sich ständig weiter. Vielleicht und wahrscheinlich wird es in der Zukunft auch andere Technologien geben. Sinnvoll ist eine zeitnahe Versorgung Ihres Hörverlusts, damit Ihr Gehirn sich wieder auf Sprache, Geräusche und Klänge einstellen kann. Anderenfalls kann das Gehirn Sprachverstehen verlernen und vergessen. Der implantierte Teil eines CI-Systems bleibt in der Regel ein Leben lang im Körper. Der außen getragene Hörprozessor kann ausgetauscht

	werden, so dass Sie von Weiterentwicklungen direkt profitieren.
Übernimmt die Krankenkasse die Kosten einer Cochlea-Implantation?	In der Regel übernimmt die Krankenkasse die Kosten einer Cochlea-Implantation, wenn die medizinische Notwendigkeit durch Ihre HNO-Klinik bestätigt wird.
Übernimmt die Krankenkasse die Kosten einer Rehabilitation?	In der Regel übernimmt die Krankenkasse die Rehabilitation.
Was ist der Unterschied zwischen einem Cochlea-Implantat (CI) und einem Hörgerät?	Ein Hörgerät verstärkt den Schall und damit Töne und Geräusche. Ein Cochlea-Implantat (CI) stimuliert direkt den Hörnerv.
Was ist ein Cochlea-Implantat (CI)?	Ein Cochlea-Implantat ist eine elektronische Innenohrprothese, bei der eine Elektrode in der Hörschnecke (Cochlea) implantiert wird und den Hörnerv direkt stimuliert. Es eignet sich für Personen mit einem hochgradigen, bis an Taubheit grenzenden Hörverlust.
Welcher Facharzt führt eine Cochlea-Implantation (CI) durch?	Die Operation für ein Cochlea-Implantat wird von einem Hals-Nasen-Ohren (HNO)-Facharzt vorgenommen. Das Cochlea-Implantat bedarf einer lebenslangen Betreuung durch eine implantierende Klinik oder durch spezielle Hörzentren.
Welches Ohr sollte mit einem Cochlea-Implantat (CI) versorgt werden?	Voruntersuchungen zeigen auf, welches Ohr generell mit einem Cochlea-Implantat versorgt werden kann. Andere Aspekte, wie beispielsweise Dauer und Grad des Hörverlusts, spielen in der Entscheidung eine weitere Rolle. Möglicherweise gibt es Gründe, die nur für ein Ohr sprechen. Möglicherweise können Sie sich frei entscheiden.
Wenn mein Kind taub geboren wird, kann ich mit einer Cochlea-Implan-	Nein, das ist nicht der Fall. Normalhörende Kinder sammeln bereits im Mutterleib Hörerfahrungen. Beispielsweise lernen Babys sehr schnell, die Stimmen ihrer Eltern von anderen Geräuschen zu

tierung warten und mein Kind später selbst entscheiden lassen?	unterscheiden. Ärzte empfehlen die Versorgung mit einem Cochlea-Implantat bis zum 18. Lebensmonat. Dann hat Ihr Kind bei entsprechender Förderung sehr gute Voraussetzungen für eine Hör- und Sprachentwicklung.
Werden immer beide Ohren mit einem Cochlea-Implantat (CI) versorgt?	Nicht unbedingt. Ob ein Ohr oder beide Ohren mit einem CI versorgt werden, hängt von verschiedenen Voraussetzungen ab. In der Regel unterstützt eine beidseitige (bilaterale) Versorgung beispielsweise das Sprachverständnis in lauter Umgebung besser und auch das Richtungshören ist möglich.
Wie alt muss ich mindestens sein, um ein Cochlea-Implantat (CI) zu bekommen?	Cochlea-Implantate eignen sich ab einem Alter von 12 Monate bei einem mittel- bis hochgradigen Hörverlust.
Wie alt muss mein Baby für eine Versorgung mindestens sein?	Je nach individueller Entwicklung empfehlen Ärzte eine Versorgung mit einem Cochlea-Implantat ab Vollendung des ersten Lebensjahres, weil das Gehör besonders schnell lernt, Höreindrücke zu verarbeiten.
Wie erkenne ich Hörstörungen bei meinem Kind?	Es gibt einige Hinweise, die auf eine Hörstörung bei Ihrem Kind hinweisen können. Beispielsweise, wenn Ihnen Ihr Kind den Kopf nicht zudreht, wenn Sie es rufen, oder es generell nicht auf Geräusche reagiert.
Wie gut kann ich mit einem Cochlea-Implantat (CI) Musik hören?	Die Frage lässt sich nicht einfach beantworten. Wie gut Sie mit einem CI Musik hören können, ist von Person zu Person unterschiedlich und kommt auch auf die Musikart an. Manchen Personen fällt es sehr leicht, andere wiederum brauchen mehr Zeit, Geduld und Übung zum Musikhören.
Wie gut werde ich mit einem Cochlea-Implantat (CI) hören?	Jeder Mensch erlebt sein Hören unterschiedlich. Die Hörergebnisse sind abhängig von Ihrem Hörverlust, davon, wann Sie Ihren Hörverlust bekommen haben, von Ihrer körperlichen Verfassung,

	dem Gesundheitszustand Ihres Innenohres und sicherlich auch davon, wie viel Sie üben werden. Das Hören mit einem CI ist ein Lernprozess.
Wie lange dauert eine Rehabilitation bei Kindern?	Die stationäre oder ambulante Rehabilitation dauert bei Kindern in der Regel zwischen 30 und 60 Tagen, die auf 2-3 Jahre verteilt werden. Es besteht die Möglichkeit einer pädagogischen Unterstützung, die auch nach der Rehabilitation fortgesetzt wird.
Wie sicher ist eine Cochlea-Implantatsoperation (OP)?	Jede Operation unter einer Vollnarkose beinhaltet Chancen, aber auch Risiken und Nebenwirkungen. Die chirurgischen Techniken entwickeln sich weiter, so dass Risiken minimiert werden können. Mögliche Risiken sind beispielsweise Störungen der Gesichtsnerven, gestörtes Geschmacks- oder Gleichgewichtsempfinden.
Wie werde ich bei der Erstanpassung hören?	Normalerweise können Sie bei der Erstanpassung Ihres Cochlea-Implantats einfache Geräusche oder bereits Sprache erkennen, wenn Sie beispielsweise durch einen Unfall taub geworden sind. Hören ist ein Lernprozess, der ständig fortgesetzt werden darf.
Wird bei einem Cochlea-Implantat direkt am Gehirn operiert?	Nein. Bei der Cochlea-Implantation wird das Implantat durch einen Einschnitt hinter dem Ohr eingesetzt. Von dort aus wird die Elektrode in die Hörschnecke (Cochlea) geführt, um den Hörnerv zu stimulieren.
Kann eine Magnetresonanztomographie (MRT) mit meinen Implantaten durchgeführt werden?	Mittlerweile kann mit fast allen Implantaten eine MRT bis zu bestimmten Magnetstärken (Tesla) durchgeführt werden. Bei alten Implantatssystemen kann es vorkommen, dass eine MRT nicht möglich ist oder dass bestimmte Implantatsteile vorher operativ entfernt werden müssen. Bitte erkundigen Sie sich bei Ihrem Spezialisten, was möglich ist.

Leitgedanken von uns

Unsere Leitgedanken beziehungsweise Vision (größter Traum) und unsere Mission von **einfach-dazugehoeren** helfen uns, uns auf die wesentlichen Dinge zu konzentrieren, die wir – auch im Sinne der Internationalen Hörstiftung – erreichen wollen.

Vision

Unsere Vision, unser Traum ist, dass jeder Mensch auf diesem Planeten Erde gut hören kann.

Mission

Wir klären Betroffene über das Thema Hören und Hörlösungen auf und vermitteln Handlungskompetenzen, so dass Sie sich ihres eigenen Verstandes bedienen und die für Sie beste Lösung wählen können. Somit unterstützen wir Betroffene auf ihrem Lebensweg in größtmöglicher (Hör-) Qualität.

Was wir tun

- Wir klären über das Thema Hören auf.
- Wir zeigen Hörlösungen auf.
- Wir vermitteln Entscheidungs- und Handlungskompetenzen.

Was wir nicht tun

- Wir empfehlen keine Produkte oder Services.
- Wir beraten nicht.
- Wir werben nicht.

Nehmen Sie unser Buch als Aufklärungsgrundlage und gehen Sie mit Ihren Fragen zu einem Spezialisten, einem Arzt oder Akustiker Ihres Vertrauens.

Über den Autor Andreas Frank

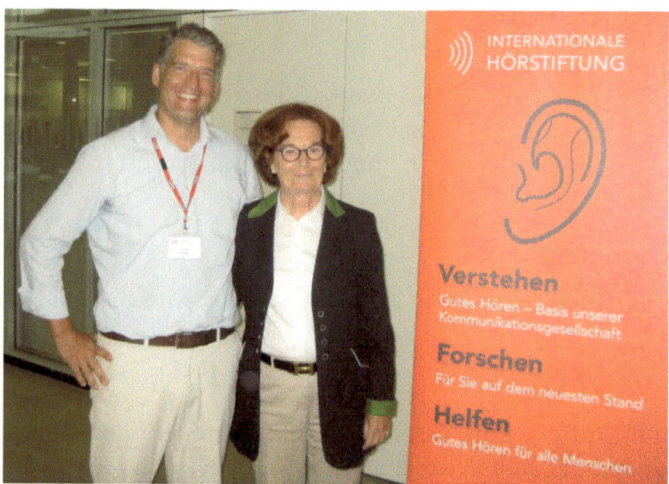

Andreas Frank und Dr. Verena von Puttkamer
Hannoverscher Cochlea-Implantats-Kongress 2019

2008 bin ich durch eine missglückte Ohroperation an der Würzburger Uni-klinik von einem Tag normalhörend auf den anderen Tag linksseitig taub geworden. Zudem habe ich links meinen Gleichgewichtssinn verloren. Damals habe ich nach meinem Hörverlust zu mir gesagt, dass ich nie ein Cochlea-Implantat (CI) tragen werde. Ich habe die Thematik einfach ver-drängt. Seit 2014 trage ich nun mein CI, höre Sprache klar und deutlich, fühle mich sehr gut und bin glücklich, weiser geworden zu sein.

Heute frage ich mich nicht mehr, warum ich den Schritt nicht früher gewagt und sechs Jahre für die Entscheidung gebraucht habe. Die Antwort ist klar: Ich war noch nicht soweit. Diesen Punkt darf jeder für sich selbst finden. Ich bin aber fest davon überzeugt, dass ich – wenn ich mich mehr informiert, mich eher mental für das CI geöffnet und mich mit der Thematik wirklich beschäftigt hätte – meine Entscheidung zum CI früher getroffen hätte.

Deshalb haben wir das Aufklärungsprojekt „**einfach dazugehören**" gestartet und dieses Buch und die Website **www.einfach-dazugehoeren.de** ins Leben gerufen, um wichtiges Wissen für Sie greifbar zu machen.